Le guide *Info*PARKINSON

Mieux vivre avec la maladie de Parkinson

D1082531

Le guide
*Info*PARKINSON

Mieux vivre avec la maladie de Parkinson

**Société Parkinson du Québec
Programme *Info*PARKINSON**

www.infoparkinson.org

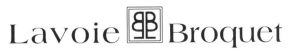

Lavoie Broquet

97-B, Montée des Bouleaux
Saint-Constant, Qc, J5A 1A9
Tél.: (450) 638-3338 Fax: (450) 638-4338
Web: www.broquet.qc.ca
Courriel: marcel@broquet.qc.ca

Données de catalogage avant publication (Canada)

Vedette principale au titre

Le guide infoparkinson : mieux vivre avec la maladie de Parkinson

Comprend un index.

ISBN 2-922552-07-1

1. Parkinson, Maladie de. 2. Parkinson, Maladie de - Traitement. 3. Parkinsoniens - Santé et hygiène. 4. Parkinsoniens - Soins. I. Société Parkinson du Québec.

RC382.G84 2002   616.8'33   C2002-940094-5

Coordination du projet : Michelle Coutu
Révision : Andrée Lavoie
Infographie : Antoine Broquet
Photographie des tulipes de la couverture : courtoisie de Larry Hodgson

Remerciements

La Société Parkinson du Québec remercie

la Société Parkinson Canada pour sa contribution financière,

laquelle a permis la réalisation de ce guide.

Société Parkinson Canada
4211, rue Yonge, Suite 316
Toronto, Ontario M2P 2A9
Tél. : 416-227-9700
ou 1 800 565-3000
www.parkinson.ca

Nous remercions également le Ministère de la Santé et des Services sociaux, Medtronic et Draxis.

Nous désirons exprimer notre gratitude aux communautés religieuses suivantes : les Frères des Écoles Chrétiennes, les oeuvres Hedwidge Buisson inc., les Religieuses Hospitalières de Saint-Joseph, les servantes de Notre Dame, Reine du Clergé, les Soeurs de la Charité de Saint-Louis et les Soeurs des Saints Noms de Jésus et Marie.

Mot du président du conseil d'administration de la Société Parkinson du Québec

Tous ceux qui, comme moi, sont confrontés à la maladie de Parkinson et tous ceux qui, comme mon épouse et mes filles, appuient une personne qui en est atteinte ont besoin de connaître cette maladie, de comprendre le défi qu'elle représente et d'avoir accès aux informations et aux services appropriés, parfois si spécifiques à notre condition.

Ce guide d'information destiné aux personnes vivant avec le Parkinson a été bâti par une équipe de professionnels des plus dévoués. Nous sommes privilégiés au Québec, car nous bénéficions de l'appui d'un groupe de spécialistes extraordinaires. En effet, les personnes qui ont participé à la rédaction de ce document représentent la grande majorité des spécialistes québécois de cette maladie. De plus, ils y ont tous travaillé bénévolement.

Le guide InfoParkinson est unique. À ce jour, ce document est certainement l'un des plus exhaustifs, des plus conviviaux et des mieux adaptés à la vie des personnes qui sont aux prises avec cette maladie. En outre, la Société Parkinson du Québec s'engage à le mettre à jour périodiquement, de façon à l'améliorer constamment. En demeurant en contact avec la Société Parkinson du Québec, vous pourrez bénéficier de ces précieuses informations.

Le guide fait partie intégrante du programme InfoParkinson, qui offre également un service téléphonique professionnel de soutien et d'information (1-800-720-1307) et possède un site Internet à l'adresse suivante : www.infoparkinson.org .

La réalisation de ce programme a été rendue possible grâce à ceux et celles qui appuient financièrement ou bénévolement la Société Parkinson du Québec. En d'autres mots, ce guide est le résultat d'un fructueux travail d'équipe et d'une confiance partagée. Je vous invite à maintenir votre confiance à l'égard de notre organisation, car bientôt nous trouverons une solution définitive au Parkinson. Et ce sera notre victoire à tous. Merci!

Claude Rivard

Mot du président du comité consultatif et de travail

Voilà maintenant quelques années que je côtoie régulièrement, dans ma pratique médicale, des personnes atteintes de la maladie de Parkinson. Mon intérêt à mieux connaître cette maladie et mon désir d'aider les personnes qui en sont atteintes grandissent chaque fois que j'ai l'occasion, en consultation, d'avoir un contact privilégié avec mes patients.

La maladie de Parkinson a ceci de particulier : elle représente un défi pour tous. Il y a d'abord ce défi clinique que relèvent tous les professionnels de la santé, qu'ils soient médecins, chercheurs, infirmières, spécialistes en réadaptation ou en quelque autre discipline. Mais le plus grand défi est celui qui est vécu, au jour le jour, par les personnes atteintes de la maladie et ceux qui les entourent.

Le besoin de rédiger un document s'adressant spécifiquement aux personnes atteintes de la maladie de Parkinson et à leurs proches se faisait sentir depuis longtemps. Ce projet est enfin devenu réalité et nous sommes heureux de vous présenter *Le guide InfoParkinson.*

Je tiens à souligner le travail remarquable de toutes les personnes qui ont participé de près ou de loin à l'élaboration de ce guide. Sans leurs efforts combinés, cette entreprise n'aurait pu voir le jour. À titre de président du comité consultatif et de travail, je remercie chaleureusement chaque collaborateur, chaque collaboratrice pour l'intérêt et l'enthousiasme manifestés tout au cours de la réalisation de cet ouvrage.

Le regard que chaque personne a porté sur ce projet a été soutenu par les connaissances et les compétences professionnelles, bien sûr, mais il a surtout été enrichi de l'expérience auprès de chacun et chacune de vous. Nous espérons avoir abordé dans ce guide, qui se veut un outil d'échange, de communication entre nous tous, chacun des thèmes qui vous préoccupent ou vous intéressent. Nous souhaitons surtout que vous trouviez réponse à vos questions. Aussi, nous vous invitons à le consulter afin de mieux comprendre ce qui vous arrive. Puisse-t-il vous aider à mieux partager votre réalité et vous donner le goût de mordre dans la vie.

Sylvain Chouinard, MD, FRCPC,
neurologue spécialiste dans les troubles du mouvement.

Membres du comité de travail, collaboratrices et collaborateurs

Line Beaudet, infirmière clinicienne secteur sciences neurologiques, Centre hospitalier de l'Université de Montréal

Chantal Beauvais, infirmière coordonnatrice, Unité des troubles du mouvement André-Barbeau, Centre hospitalier de l'Université de Montréal

Chantal Besner, physiothérapeute, Institut universitaire de gériatrie de Montréal

Dr Pierre Blanchet, neurologue, Unité des troubles du mouvement André-Barbeau, Centre hospitalier de l'Université de Montréal

Dr Sylvain Chouinard, neurologue, directeur de l'Unité des troubles du mouvement André-Barbeau, Centre hospitalier de l'Université de Montréal

Brigitte Damien, orthophoniste, Hôpital de jour, Institut universitaire de gériatrie de Montréal

Manon Desjardins, chef des programmes communautaires, Hôpital de jour, Institut universitaire de gériatrie de Montréal

Mélanie Doyle, directrice, soutien et information, Société Parkinson du Québec

Christiane Dubois-Lévesque, ergothérapeute, Centre de jour du Foyer Dorval

Isabelle Fontaine, orthophoniste, Hôpital de jour, Institut universitaire de gériatrie de Montréal

Marie-Josée Fortin, infirmière coordonnatrice, Clinique des troubles du mouvement, Centre McGill d'études sur le vieillissement

Martine Gaudreault, nutritionniste, responsable de la nutrition clinique, Institut universitaire de gériatrie de Montréal

Marie-Mireille Gagnon, directrice, soutien et information, Société Parkinson du Québec (1999-2000)

Luce Gosselin, orthophoniste, Hôpital de jour, Institut universitaire de gériatrie de Montréal

Annie Lavigne, sexologue éducatrice, Société parkinson du Québec

Ginette Lavigne, ergothérapeute, Institut universitaire de gériatrie de Montréal

Hélène Matteau, ergothérapeute, Institut universitaire de gériatrie de Montréal

Philippe Nguyen, physiothérapeute, Institut universitaire de gériatrie de Montréal

Dr Michel Panisset, neurologue, Directeur de la Clinique des troubles du mouvement, Centre McGill d'études sur le vieillissement

D^{re} Emmanuelle Pourcher, neurologue, Polyclinique Sainte-Anne, Mémoire et Mouvement

Dr Jean Rivest, neurologue, Clinique des désordres du mouvement, CHUS

Éric Simard, ergothérapeute, Centre de jour, Institut universitaire de gériatrie de Montréal

D^{re} Valérie Soland, neurologue, Unité des troubles du mouvement André-Barbeau, Centre hospitalier de l'Université de Montréal

Sylvie Trépanier, neuropsychologue, Clinique des troubles du mouvement, Centre McGill d'études sur le vieillissement

Comité d'implantation du projet
« Mieux vivre avec la maladie de Parkinson »,
programme InfoParkinson

Line Beaudet
Sylvain Chouinard
Manon Desjardins
Christiane Dubois Lévesque
Marie-Josée Fortin
Marie-Mireille Gagnon

Comité de rédaction et de révision

Line Beaudet
Sylvain Chouinard
Manon Desjardins
Mélanie Doyle

Remerciements à M. Marc Bergeron ainsi qu'à Mme Élisabeth Chevassus pour leur lecture attentive du manuscrit.

Nous remercions également les personnes qui nous ont fait preuve de confiance, en acceptant d'être photographiées pour illustrer les exercices :

Isabelle Côté   Van Kham Nguyen
Pierre Cormier   Louis Serge Phénix
Majella Lord   Germaine Nazair

Table des matières

La maladie de Parkinson et ses traitements

La recherche

Mieux vivre au quotidien pour la personne atteinte

Mieux vivre au quotidien pour les proches d'une personne atteinte

Les ressources au Québec

Conclusion et Glossaire

Chapitre 1

La maladie de Parkinson et ses traitements

Ont contribué à l'élaboration, la rédaction
et la révision de cette section :

Line Beaudet
Chantal Beauvais
Sylvain Chouinard
Manon Desjardins
Michel Panisset
Emmanuelle Pourcher
Valérie Soland

Maladie de Parkinson

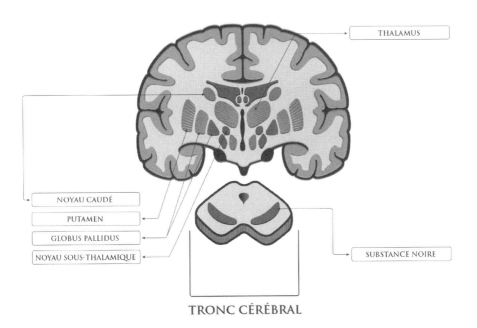

Qu'est-ce que la maladie de Parkinson ?

La maladie de Parkinson (MP) est une maladie neurodé-générative qui se manifeste principalement par des troubles du mouvement. Contrairement à la situation qui existe dans beaucoup d'autres cas d'atteintes neurologiques, l'anomalie à la base de la maladie de Parkinson est connue. Elle s'explique par la perte de cellules dans une partie du cerveau que l'on nomme la substance noire. Ces cellules sont responsables de la production d'un élément chimique appelé dopamine, qui agit comme messager entre les cellules du cerveau impliquées dans le contrôle du mouvement, d'où son appellation de neurotransmetteur. On estime qu'au moment où le diagnostic est prononcé, environ 80 % des cellules produisant la dopamine ont déjà cessé de fonctionner. La diminution significative de dopamine qui en résulte entraîne ainsi l'apparition des symptômes de la maladie de Parkinson.

Heureusement, plusieurs médicaments sont aujourd'hui disponibles pour pallier le manque de dopamine. Il est donc possible de contrôler adéquatement les symptômes de la maladie et de conserver ainsi une excellente qualité de vie plusieurs années après que la maladie a été diagnostiquée. Malheureusement, aucun médicament ne peut encore ralentir ou arrêter la progression de la maladie.

Cause de la maladie de Parkinson

On ne sait pas exactement ce qui cause la maladie de Parkinson. Certaines hypothèses offrent des pistes d'explications intéressantes, mais il faut savoir qu'elles ne permettent pas pour le moment d'en expliquer la cause exacte.

Parlons d'abord de l'hypothèse environnementale (toxique) selon laquelle des produits de l'environnement favoriseraient l'apparition de la maladie de Parkinson. Certains chercheurs prétendent, par exemple, que les gens des régions rurales sont plus à risque de développer la maladie de Parkinson ; leurs recherches mettent en cause des éléments comme l'eau de puits et les pesticides. Une fois de plus, ces affirmations n'ont jamais été prouvées; il s'agit encore de suppositions.

L'hypothèse génétique, quant à elle, découle de la découverte ces dernières années de gènes impliqués dans la maladie de Parkinson. On sait qu'une personne dont l'un des parents est atteint de la maladie présente un risque plus élevé d'être elle-même atteinte de la maladie. De récentes études ont par ailleurs démontré que la contribution génétique est surtout importante chez ceux qui développent la maladie de Parkinson alors qu'ils sont jeunes.

Qui a tort ? Qui a raison ? La vérité se situe probablement dans la combinaison des facteurs toxiques et génétiques.

Ainsi, par exemple, les gens les plus susceptibles de dévelop-per la maladie de Parkinson sont peut-être ceux qui ont une prédisposition génétique et qui, une fois exposés à certaines toxines environnementales, développeraient les symptômes de la MP.

Qui est touché par la maladie de Parkinson ?

On estime qu'environ 100 000 personnes au Canada sont at-teintes de la maladie de Parkinson, dont 25 000 au Québec. Cette maladie peut se manifester chez le jeune adulte comme chez les personnes plus âgées. L'âge moyen d'apparition des premiers symptômes est d'environ 55 ans. Toutefois, on sait que le nombre de cas augmente avec l'âge. Ainsi, la maladie de Parkinson atteindrait 1 % de la population âgée de 65 ans et plus et 2 % des gens de 70 ans et plus.

De façon générale, quel que soit l'âge où la maladie se révèle, les symptômes sont assez similaires, mais on reconnaît certaines différences lorsqu'elle débute avant la quarantaine. Il semble que la dystonie (contraction musculaire involontaire) soit davantage fréquente chez les personnes plus jeunes et que celles-ci réagissent à un traitement à la lévodopa en présentant de façon plus précoce des fluctuations motrices et des dyski-nésies (mouvements involontaires). En contrepartie, le trem-blement est moins courant chez les sujets plus jeunes et les troubles cognitifs (atteinte de la mémoire, problèmes de con-centration) sont également plus rares.

Comment faire le diagnostic de la maladie de Parkinson ?

La maladie de Parkinson n'est pas toujours facile à diagnosti-quer. Comme c'est le cas pour d'autres problèmes de santé, il n'existe aucun test sanguin ou examen radiologique particulier pour confirmer sa présence avec certitude. Le diagnostic repose exclusivement sur les symptômes décrits par le patient et sur l'examen neurologique complet fait par le médecin.

Chez certains, le diagnostic de la maladie de Parkinson est facilité par une présentation classique comprenant notamment un tremblement de repos, un ralentissement des mouvements et de la raideur d'un seul côté du corps.

Cependant, les choses ne sont pas toujours aussi simples. Certains sujets atteints de la MP ne présentent pas, et ne présenteront jamais de tremblements de repos : c'est ce qu'on appelle les formes « akinéto-rigides », par opposition aux formes « tremblantes » où le tremblement de repos est présent. Par ailleurs, plusieurs autres maladies peuvent causer au début des symptômes semblables à ceux de la maladie de Parkinson ; on parle alors de syndrome parkinsonien, un sujet qui sera abordé plus loin. La distinction entre la maladie de Parkinson et un syndrome parkinsonien peut être souvent difficile à faire. On estime que même un expert, c'est-à-dire un neurologue spécialisé dans la maladie de Parkinson, peut se tromper une fois sur trois dans l'établissement de son premier diagnostic. En l'absence de tests spécifiques, l'examen neurologique fait par le médecin devient l'outil diagnostique le plus important.

Chez un sujet souffrant de la maladie de Parkinson, les examens d'imagerie radiologique sont normaux. Cependant le médecin peut quand même demander certains tests, une scanographie par exemple, afin d'éliminer la présence possible de certaines autres maladies, notamment de légers accidents vasculaires cérébraux. D'autres examens plus spécialisés d'imagerie, en médecine nucléaire, pourraient être utiles pour dépister la maladie de Parkinson, mais dans l'état actuel des choses, ils sont principalement utilisés comme outils de recherche, et non pas comme tests diagnostiques.

Symptômes de la maladie de Parkinson

Quatre signes cardinaux sont à l'origine des manifestations cliniques de la maladie de Parkinson :

1- le tremblement de repos ;
2- l'akinésie et la bradykinésie;
3- la rigidité ;
4- l'instabilité posturale.

1- Tremblement de repos

Le tremblement de repos est le signe le plus connu de la maladie de Parkinson. Chez 70 % des sujets, il sera le premier symptôme. Il s'agit d'un tremblement qui commence généralement de façon unilatérale, d'un seul côté du corps, au niveau de la main ou du pied. Il se manifeste par des mouvements alternés de flexion et d'extension des doigts, d'adduction et d'abduction du pouce comme pour faire un geste d'émiettement. À mesure que la maladie progresse, le tremblement pourra éventuellement affecter les membres du côté opposé. La caractéristique principale de ce tremblement, est son atténuation lors de l'exécution de mouvements volontaires, ce qui le distingue des autres formes de tremblement.

2- Akinésie et bradykinésie

L'akinésie et la bradykinésie sont des signes qui, cliniquement, se définissent par une rareté (akinésie) et une lenteur (brady-kinésie) des mouvements. Au niveau du visage, on observe une diminution de l'expression faciale et du clignement des yeux. Certains patients sont affectés par un excès de salive, conséquence directe d'un ralentissement de la déglutition.

La voix peut devenir monotone et basse. On note aussi des difficultés dans l'exécution des mouvements et une lenteur dans leur exécution. Cela se traduit par une diminution de la dextérité fine, le sujet aura du mal à boutonner ses vêtements, à se raser, une lenteur à la marche et une tendance à faire de petits pas.

3- Rigidité

La rigidité consiste en une augmentation du tonus musculaire. La plupart du temps, le patient rapporte une raideur et ne décrit pas d'autres manifestations cliniques de la rigidité. Il s'agit surtout d'un signe noté par le médecin lors de l'examen physique et particulièrement utile dans l'établissement du diagnostic. La rigidité peut se manifester par une diminution du balancement du bras du côté du corps affecté par la maladie de Parkinson.

4- Instabilité posturale

L'instabilité posturale est une manifestation tardive de la maladie de Parkinson, qui survient après de nombreuses années d'évolution. Elle se manifeste par des troubles de l'équilibre qui provoquent des chutes de plus en plus fréquentes. Il s'agit probablement du symptôme le plus incommodant, puisque la mobilité est alors réduite et que la sécurité lors des déplacements est compromise. Si l'instabilité posturale apparaît très tôt, il y a une forte possibilité qu'elle soit symptomatique d'une autre maladie que la maladie de Parkinson classique, dite idiopathique.

En résumé, les principaux éléments qui permettent de poser un diagnostic de la maladie sont la présence de deux des trois facteurs suivants : le tremblement de repos, la bradykinésie et la rigidité. Enfin, il est important de savoir qu'une personne atteinte de la maladie de Parkinson peut aussi présenter d'autres symptômes, notamment :

- une dermite séborrhéique (peau plus grasse, particulièrement en bordure du nez et des arcades sourcilières, et aussi cuir chevelu plus gras);
- une augmentation de la transpiration;
- une diminution de l'olfaction (odorat);
- de la constipation ;
- une augmentation de la fréquence urinaire;

- un étourdissement en se levant debout (hypotension orthostatique);
- des symptômes sensitifs non spécifiques : engourdissement, douleur, sensation de brûlure, impatience, fatigue;
- un trouble du sommeil;
- un état dépressif.

Évolution de la maladie de Parkinson

Comme la maladie de Parkinson est causée par une perte progressive des neurones dopaminergiques impliqués dans la maîtrise des mouvements volontaires, les gens consultent en général pour des problèmes moteurs. La première cause de consultation médicale est souvent un tremblement observé au repos. Parmi les autres causes les plus communes, on rapporte une perte de dextérité fine ou de la micrographie (écriture qui devient de plus en plus petite). Plus rarement, verra-t-on quelqu'un consulter à la suite d'un changement de posture ou encore pour un trouble de la marche. Il arrive aussi que certaines personnes éprouvent une douleur, le plus souvent au bras, en début de maladie. Enfin, la dépression, la fatigue et les modifications de la personnalité sont des signes pouvant à l'occasion précéder les difficultés motrices.

On estime que les patients consultent une ou deux années après l'apparition de leurs premiers symptômes. Selon les difficultés occasionnées par la maladie, le médecin décidera de prescrire ou non un médicament lors du diagnostic. Tous les spécialistes ne s'entendent pas sur le choix du traitement et le moment approprié pour le commencer. Une chose est cependant assurée, c'est que, dans la plupart des cas, le patient constate une diminution très importante de l'intensité des symptômes à la suite des premiers traitements, et ce, pour quelques années : c'est ce qu'on appelle familièrement la période de « lune de miel ».

L'évolution de la maladie dans le temps est très difficile à prédire. Certaines personnes atteintes de la maladie de Parkinson

9

voient la progression de leurs symptômes s'étaler sur plusieurs décennies tandis que d'autres verront leur état se détériorer plus rapidement. Le tableau 1, ci-après, résume l'évolution typique de la maladie de Parkinson chez un sujet qui est non traité. Ce tableau présente un « portrait » très simplifié de l'évolution typique : la maladie commence d'un seul côté, puis atteint les deux côtés et, éventuellement, des problèmes d'équilibre apparaissent. Cependant, les traitements de la médecine moderne (médicaments ou chirurgies) font en sorte que peu de personnes atteignent aujourd'hui le stade 5.

STADE 1	Les symptômes sont unilatéraux et comprennent au moins deux des trois symptômes suivants : tremblement de repos, raideur et akinésie.
STADE 2	Les symptômes commencent à devenir bilatéraux et peuvent alors inclure des problèmes d'élocution, une posture déformée et des difficultés à marcher.
STADE 3	Les symptômes bilatéraux s'aggravent et des problèmes d'équilibre peuvent apparaître. L'autonomie de la personne n'est généralement pas affectée.
STADE 4	L'invalidité est présente, mais l'autonomie de la personne n'est généralement pas affectée. La bradykinésie est plus prononcée de même que les fluctuations, si elles sont présentes.
STADE 5	La personne est confinée à un fauteuil roulant ou doit rester alitée.

Tableau 1 : L'évolution « typique » de la MP
Échelle de Hoenh et Yahr (1967)

De nos jours, la maladie de Parkinson n'est pas considérée comme une maladie mortelle. Autrement dit, on n'en meurt pas directement. Par contre, dans les stades plus avancés de la maladie, certains problèmes reliés à une infection, à une pneumonie, à des fractures occasionnées par une chute peuvent entraîner des conséquences sérieuses et devenir des causes de mortalité attribuées à la maladie de Parkinson.

Conditions confondues avec la maladie de Parkinson

Tremblement essentiel

Dans l'imaginaire populaire, c'est le tremblement qui est le plus souvent synonyme de maladie de Parkinson. De plus, cette maladie est régulièrement confondue avec le tremblement essentiel, une maladie habituellement d'origine familiale, qui se manifeste, à l'opposé de la maladie de Parkinson, uniquement par un tremblement. La personne n'est alors aucunement affectée par la lenteur et la rigidité caractéristiques de la maladie de Parkinson.

La différence fondamentale entre ces deux états, la maladie de Parkinson et le tremblement essentiel, réside dans le type de tremblement. Dans le premier cas, le tremblement se manifeste le plus souvent au repos et disparaît lorsque le sujet tente de faire une action. Dans le second, il est surtout présent lors de l'exécution d'une action, comme tenir une tasse. Malgré cette distinction théorique, différencier le tremblement essentiel du tremblement de repos associé à la maladie de Parkinson dans la pratique peut être complexe et demeure quelquefois une tâche difficile à réaliser.

Syndromes parkinsoniens

Les syndromes parkinsoniens réfèrent à un ensemble de maladies qui présentent des symptômes associés à la MP, comme la lenteur, le tremblement, la raideur et les troubles d'équilibre, mais qui sont aussi accompagnés de symptômes additionnels, familièrement désignés comme des « Parkinson plus ».

Voici la liste des différentes maladies qui peuvent être confondues avec la MP : paralysie supra-nucléaire, atrophie multisystémique, dégénérescence striato-nigrique, atrophie olivo-ponto-cérébelleuse, syndrome de Shy Drager, dégénérescence cortico-basale, maladie à corps de Lewy.

Il peut être très difficile pour le neurologue de faire un diagnostic précis en début de maladie. Les différences entre la maladie de Parkinson et un syndrome parkinsonien sont subtiles. Ainsi, la présence de symptômes non typiques de la maladie de Parkinson, comme une atteinte de la vision, des chutes précoces, des atteintes cognitives importantes, et la découverte de signes atypiques à l'examen clinique feront penser à un syndrome parkinsonien.

Un diagnostic de syndrome parkinsonien est souvent confirmé lors d'un traitement à la lévodopa parce que, dans ce cas, il y a très peu ou pas du tout de réponse à ce traitement pharmacologique. Les syndromes parkinsoniens ont souvent une évolution plus rapide que la maladie de Parkinson et, malheureusement, peu d'interventions thérapeutiques s'avèrent efficaces pour soulager la personne qui en est affectée.

Autres situations qui prêtent à confusion

D'une part, certaines médications peuvent provoquer des troubles du mouvement et entraîner des symptômes en tout point identiques à ceux de la maladie de Parkinson. Mentionnons, entre autres, les médicaments utilisés dans le traitement des psychoses tels l'halopéridol (Haldol®) et le chlorhydrate de chlorpromazine (Largactil®) ou encore ceux prescrits pour combattre la nausée, comme le métoclopramide (Maxeran®)et le prochlorpérazine (Stémétil®). D'autre part, de nombreux petits accidents vasculaires cérébraux sont également une cause fréquente de parkinsonisme. Un examen scanographique permettra alors de confirmer les causes et le diagnostic.

Traitements médicamenteux disponibles et effets secondaires

A ctuellement, plusieurs classes de médicaments permettent de réduire les symptômes causés par la maladie de Parkinson. Il importe de bien les connaître ainsi que les principes généraux qui guident le médecin traitant dans le choix de tel ou tel traitement. Le recours à de tels médicaments peut entraîner des effets secondaires, à propos desquels il faut également être bien informé.

Six classes de médicaments sont actuellement disponibles : la lévodopa, les agonistes dopaminergiques, les anticholinergiques, l'amantadine, les inhibiteurs de la monoaminineoxydase B (MAO-B) et les inhibiteurs de la COMT. Ces classes de médicaments font appel à deux stratégies :

Le remplacement du neurotransmetteur manquant, la dopamine, par quatre types de médicaments :
- les précurseurs de la dopamine (DA) : la lévodopa ;
- les inhibiteurs de la dégradation de la dopamine : les inhibiteurs de la MAO-B (sélégiline) et inhibiteurs de la COMT (entacapone, tolcapone) ;
- les agonistes dopaminergiques : médicaments jouant le même rôle que la dopamine en se fixant sur les récepteurs de la DA ;
- le libérateur de dopamine : (hydrochlorure d'amantadine).

Le rééquilibre entre les niveaux d'acétylcholine et de dopamine :
- les anticholinergiques (trihexyphénidyl, procyclidine, éthopropazine, diphenhydramine)

13

Lévodopa

Il s'agit du médicament le plus efficace à ce jour pour traiter les symptômes de la maladie de Parkinson. La lévodopa est absorbée au niveau intestinal et transportée par le système sanguin jusqu'au cerveau. Une fois dans le cerveau, elle est transformée en dopamine et stockée au niveau des cellules nerveuses pour remplacer la dopamine manquante. La lévodopa est toujours combinée à un inhibiteur périphérique, soit le carbidopa dans le Sinemet® ou le bensérazide dans le Prolopa®, ce qui a pour effet de ralentir la transformation périphérique de dopamine et de permettre à une plus grande quantité de lévodopa d'entrer au niveau du cerveau. Cette façon de procéder réduit aussi les effets secondaires tels la nausée et les vomissements.

La médication la plus fréquemment utilisée au Canada est le Sinemet®. Les préparations courantes sont Sinemet® 100/10, 100/25, 250/25 et les préparations à libération prolongée, Sinemet CR® 100/25 et 200/50. Le Sinemet CR® est absorbé plus lentement et son effet est plus soutenu, donc moins de doses sont requises par jour.

La prise de lévodopa améliore l'état de la majorité des patients en ce qui a trait à la rigidité et à la bradykinésie. Par ailleurs, son effet sur le tremblement est très variable et elle est peu efficace pour traiter l'instabilité posturale. Lorsque des doses élevées de ce produit (supérieures à 1500 mg) ne provoquent pas d'améliorations sensibles chez le sujet soumis à ce traitement, il y a lieu de penser à un autre diagnostic que celui de la maladie de Parkinson idiopathique.

Pendant un certain temps, des chercheurs ont émis l'hypothèse qu'une stimulation plus continue des récepteurs dopaminergiques avec la formulation CR du Sinemet® pouvait réduire l'incidence des complications motrices telles les fluctuations motrices et les dyskinésies. Cependant après une étude de cinq ans, au cours de laquelle ils ont comparé la formulation standard avec le CR, ils ont constaté qu'il n'y avait pas de différence dans l'apparition de ces complications.

Agonistes dopaminergiques

Les agonistes dopaminergiques agissent en stimulant les récepteurs dopaminergiques au niveau du cerveau et en s'y fixant comme le ferait la dopamine produite naturellement. Il s'agit de la classe de médicaments la plus efficace après la lévodopa.

Il existe quatre agonistes dopaminergiques actuellement sur le marché au Canada : la bromocriptine (Parlodel®), le pergolide (Permax®), le pramipexole (Mirapex®) et le ropinirole (Requip®). Ils se distinguent par leur action respective, chacun stimulant de façon plus ou moins différente les sous-classes de récepteurs dopaminergiques et leur formulation moléculaire. Le Parlodel® et le Permax® ont été les premiers agonistes disponibles sur le marché. Le Mirapex® et le Requip® sont des formulations plus récentes.

Bien qu'il n'y ait pas eu d'étude pour les comparer directement, il ne semble pas y avoir de différences majeures entre les différents agonistes en ce qui a trait à leur efficacité, leur facilité d'utilisation ou leurs effets secondaires. Ils doivent tous être prescrits à de très faibles doses et celles-ci seront augmentées très lentement pour éviter les effets secondaires

Les agonistes ont démontré leur efficacité comme traitement initial de la MP et aussi en association avec la lévodopa dans les stades plus avancés de la maladie. Ils peuvent être utilisés de façon adjuvante avec la lévodopa dans les stades modérés à avancés de la maladie, chez les personnes présentant des fluctuations motrices.

Inhibiteurs de la monoamine oxydase B (MAO-B)

La sélégiline est un inhibiteur irréversible de la monoamine oxydase B. Au niveau du cerveau, la MAO-B est partiellement responsable de la dégradation de la dopamine. Ainsi, la sélégiline potentialise l'effet symptomatique de la lévodopa. Elle peut aussi exacerber les effets secondaires tels les dyskinésies, les hallucinations, la nausée, etc.

Au milieu des années 1990, la question s'est posée, à savoir si la sélégiline avait un effet neuroprotecteur, c'est-à-dire si elle pouvait ralentir la progression de la maladie de Parkinson. Une première grande étude multicentrique, l'étude DATATOP, a permis de suivre 800 personnes au stade précoce de la maladie de Parkinson, qui n'avaient donc pas besoin de traitement de lévodopa. Un groupe reçut de la sélégiline ; l'autre, un placebo. Les chercheurs voulaient ainsi établir combien il s'écoulerait de temps avant que chacun des sujets manifeste des symptômes nécessitant la prescription de lévodopa. Les utilisateurs de sélégiline sortirent gagnants de l'expérience. Ce sont les gens qui avaient absorbé des placebos qui durent être traités à la lévodopa en premier. Par contre, on n'a pu établir de façon claire si la situation était due à un ralentissement de la progression de la maladie ou à une diminution des symptômes directement reliés à la sélégiline.

Par la suite, d'autres études ont suggéré quand même un possible effet neuroprotecteur de la sélégiline, mais cette conclusion est loin d'être prouvée hors de tout doute. De plus, si ce médicament peut ralentir la progression de la maladie, ce n'est que d'une façon très légère.

La sélégiline peut donc être utilisée en monothérapie chez de jeunes personnes dont la maladie est au stade précoce, car ils ont alors des symptômes peu handicapants, ou en association avec la lévodopa chez les personnes ayant des fluctuations motrices.

Inhibiteurs COMT

La catechol-O-méthyl transférase (COMT) est une des molécules responsables de la dégradation de la lévodopa et de la dopamine. Les inhibiteurs COMT bloquent l'action de cet enzyme tant au niveau de l'intestin que du cerveau. En ralentissant sa dégradation, la lévodopa est donc plus disponible au niveau du cerveau.

Le tolcapone (Tasmar®) est un inhibiteur puissant du COMT. Il a été retiré du marché canadien, sauf pour certains patients qui le prenaient déjà, à cause d'un problème de toxicité du foie. Il est prescrit à raison de 100 mg ou 200 mg trois fois par jour. En association avec la lévodopa chez les patients ayant des fluctuations motrices, il permet de réduire le temps *off*, d'augmenter le temps *on* et de réduire le nombre de doses journalières de lévodopa. Par ailleurs, le tolcapone augmente souvent les dyskinésies, ce qui nécessite alors une réduction de la dose de lévodopa, d'environ 25-50 %.

L'entacapone (Comtan®) est un inhibiteur COMT périphérique, administré par dose de 200 mg avec chaque prise de lévodopa. Chez les personnes ayant des fluctuations motrices, il permet de réduire le temps *off*, d'augmenter le temps *on*, de prolonger la durée de la réponse motrice à la lévodopa.

Anticholinergiques

Les anticholinergiques ont été les premiers médicaments utilisés dans le traitement de la maladie de Parkinson. Même si des médicaments plus spécifiques sont apparus ultérieurement sur le marché, ils s'avèrent encore utiles, principalement dans le traitement du tremblement. Il faut toutefois savoir que le tremblement est souvent l'un des symptômes difficiles à contrôler avec la médication.

Parmi les différents anticholinergiques, on retrouve les médicaments suivants : le trihexyphénidyl (Artane®), orphénadrine (Disipal®), benztropine (Cogentin®), procyclidine (Kémadrin®), diphenhydramine (Benadryl®) et éthopropazine (Parsitan®).

Amantadine

L'amantadine (Symmetrel®) est un agent antiviral dont on a découvert l'action antiparkinsonienne de façon fortuite. Ses mécanismes d'action ne sont pas très bien connus. Il stimulerait la libération de dopamine dans le cerveau. Il peut être utilisé en monothérapie, au moment où la maladie est au stade très précoce, ou en association avec d'autres médicaments lorsqu'il y a constat d'évolution de la maladie. Les doses habituelles sont de 100 mg, deux ou trois fois par jour. Plus récemment, il a été démontré que l'amantadine pouvait aussi réduire la sévérité des dyskinésies.

Choix du traitement

La décision d'amorcer un traitement dépend de plusieurs facteurs. En général, il s'impose lorsque les symptômes empêchent le patient de mener une vie normale sur le plan personnel, social ou professionnel. D'autres facteurs, tels l'âge du patient, le côté atteint : dominant ou non dominant, et les symptômes principaux comme le tremblement, la bradykinésie, la difficulté à se déplacer, devront aussi être pris en considération.

Le but principal du traitement est d'atténuer les symptômes de la MP pour permettre à la personne qui en est atteinte de vaquer à ses activités quotidiennes. Des suivis médicaux réguliers permettront de bien comprendre l'évolution de la maladie et de s'assurer que la médication demeure appropriée et que les effets secondaires soient contrôlés le mieux possible.

Une fois la décision prise d'entreprendre un traitement médicamenteux, l'étape suivante est de choisir le ou les médicaments. Lorsque le tremblement est le symptôme prédominant et que la rigidité et la bradykinésie sont relativement légères, les anticholinergiques peuvent être envisagés comme premier traitement. L'amantadine peut aussi être un excellent choix pour certaines personnes. La sélégiline, qui peut retarder le besoin de lévodopa chez les gens dont la maladie est encore à un stade précoce, peut aussi être utilisée occasionnellement comme traitement initial.

Une personne atteinte peut avoir besoin d'un effet antiparkinsonien plus marqué lorsque les symptômes sont plus sévères. D'autres décisions s'imposent alors quant au choix des médicaments. La lévodopa est actuellement le médicament le plus efficace pour traiter la MP. Son utilisation à long terme pourrait cependant contribuer au développement de complications, comme les fluctuations motrices et les dyskinésies (voir section : recherche médicale p. 35).

Comment prévenir ou retarder ces complications indésirables ? Devrait-on débuter le traitement de la MP en choisissant d'abord les agonistes dopaminergiques au lieu de la lévodopa ? Ce questionnement est particulièrement pertinent chez les jeunes patients. Ces derniers étant plus à risque d'être affectés de fluctuations motrices et de dyskinésies, leur qualité de vie, dans une perspective à long terme, se doit d'être un élément à considérer dans le choix du traitement pharmacologique.

Récemment, les résultats de trois recherches visant à répondre à cette question ont été publiés. Ces études avaient pour but de comparer l'effet à long terme de l'utilisation de la lévodopa ou d'un agoniste (ropinirole, pramipexole ou pergolide) comme traitement initial. Les résultats ont démontré que l'incidence de dyskinésies est moindre chez ceux ayant été traités avec un agoniste dopaminergique.

À la lumière de ces récentes données, la tendance est d'opter pour l'utilisation d'un agoniste en début de maladie. Il est cependant important de réaliser que les agonistes peuvent être légèrement moins efficaces pour le contrôle des symptômes moteurs. Il est à noter aussi que l'utilisation d'un agoniste en première instance n'est pas recommandée chez les sujets âgés ou qui présentent une atteinte cognitive, étant donné le risque plus grand d'effets secondaires avec ceux-ci.

Effets secondaires des médicaments

Lévodopa

La lévodopa est actuellement disponible sous deux formulations : le Sinemet® ou le Prolopa®. Les effets secondaires les

19

plus fréquents qui y sont associés sont: la nausée, les vomisse-ments, le manque d'appétit et la constipation. Lorsque cette médication est prise avec des aliments, les nausées et les vomissements peuvent être atténués. La lévodopa peut aussi provoquer de l'hypotension orthostatique qui se manifeste par des étourdissements au lever ou une sensation de fatigue.

L'utilisation de la lévodopa peut entraîner l'apparition d'hallucinations visuelles. Celles-ci ne sont souvent pas mena-çantes au début et peuvent progresser vers des situations plus inquiétantes. Des cauchemars et une agitation nocturne avec un sommeil fragmenté peuvent précéder la survenue de ces hallucinations visuelles et des délires.

Agonistes dopaminergiques

Il existe actuellement deux familles d'agonistes dopaminer-giques.

L'« ancienne », consistant en Parlodel® et Permax®, peut occasionner le même type d'effets secondaires que lors de l'utilisation de la « nouvelle famille » d'agonistes, qui regroupe Requip® et Mirapex®. Tous les agonistes dopaminergiques peuvent entraîner les mêmes complications que la lévodopa, soit de l'hypotension orthostatique, de la constipation, des nausées et des vomissements. Comme lors de l'utilisation de la lévodopa, l'organisme s'habitue à ces médicaments et les effets secondaires peuvent disparaître à court ou à moyen terme. Cette tolérance s'acquiert plus facilement si le médi-cament est utilisé progressivement et lentement. Il est impor-tant de noter que l'utilisation du Parlodel® et du Permax® a été associée très rarement au développement d'une fibrose au niveau pulmonaire qui exige l'arrêt du médicament. Il arrive aussi que les agonistes causent de l'œdème (enflure) aux che-villes. Certains effets secondaires, les mêmes que ceux pro-voqués par la lévodopa, sont aussi communs à toutes les médications dopaminergiques : risques d'hallucinations visu-elles, d'interprétations délirantes et de confusion.

Un autre problème particulier, rapporté occasionnelle-ment, et plus souvent avec l'utilisation des agonistes, est l'induction d'un effet désinhibiteur. Il s'ensuit une désinhibition sexuelle, avec augmentation de la libido (hypersexualité), l'adoption de compulsions alimentaires ou d'un comportement de joueur pathologique. Ces problèmes, exceptionnellement rencontrés, peuvent être liés à une prédisposition personnelle.

Un problème particulier, qui a fait l'objet d'une plus grande attention récemment avec les nouveaux agonistes, mais qui semble aussi être associé à toute thérapie dopaminergique, se manifeste par de la somnolence importante durant la journée, associée directement à la médication. Cet état semble plus marqué si le sommeil est perturbé et fragmenté durant la nuit et le plus souvent observé chez des personnes âgées présentant des changements cognitifs.

Inhibiteurs des enzymes de dégradation de la dopamine

Les médicaments de cette catégorie sont la sélégiline et les inhibiteurs de la COMT (entacapone et tolcapone). La sélégiline est un inhibiteur de la MAO-B et renforce la stimulation dopaminergique de façon indirecte. Elle peut avoir un effet stimulant, causer de l'anxiété ou entraîner de l'insomnie. Après un certain temps, si les dyskinésies à la lévodopa sont trop invalidantes, la sélégiline doit être cessée. L'entacapone et le tolcapone sont des inhibiteurs de la COMT qui renforcent l'activité dopaminergique de façon indirecte en allongeant la durée d'efficacité de chaque comprimé de lévodopa. Tout comme la sélégiline, les inhibiteurs de la COMT peuvent potentialiser les effets dopaminergiques tels les dyskinésies, les nausées, les vomissements et les étourdissements au lever, et même les hallucinations. Occasionnellement, car cet effet secondaire est rare, le sujet peut être indisposé par des diarrhées.

Anticholinergiques

Ces médicaments, comme le Cogentin®, l'Artane®, le Parsitan®, sont utilisés le plus souvent en début de maladie pour contrôler le tremblement. Ils ont de nombreux effets secondaires : sécheresse de la bouche, difficulté à uriner, rétention urinaire, constipation, vision trouble, effets négatifs sur l'attention et la mémoire, hallucinations, confusion et délire. Étant donné ces nombreux effets secondaires, ce type de médication n'est pas utilisé dans les stades plus avancés de la maladie, surtout chez les sujets plus âgés ou souffrant d'une atteinte cognitive.

Autres considérations

Les médications antiparkinsoniennes doivent être débutées à petites doses et lentement. De plus, elles ne peuvent être cessées de façon abrupte.

Il importe aussi de savoir que certains médicaments peuvent être mal tolérés par la personne atteinte de la maladie de Parkinson, entre autres ceux qui ont un effet direct sur le cerveau et bloquent la dopamine, aggravant ainsi les symptômes de la maladie. Ces médicaments sont surtout utilisés dans le traitement des psychoses ou comme tranquillisants. C'est le cas des neuroleptiques tels l'halopéridol, le mellaril, le nozinan, etc. D'autres médicaments utilisés pour les problèmes digestifs (Maxeran®) ou les problèmes de santé mentale (Epival®) peuvent également provoquer ou aggraver les symptômes parkinsoniens. Les marques déposées susmentionnées ne sont que quelques exemples de médicaments qui doivent faire l'objet d'une attention particulière de la part de l'utilisateur.

Enfin, une complication rare initialement associée aux nouveaux agonistes, qui se manifeste par des attaques subites de sommeil, a été rapportée récemment. La réaction peut se produire au moment où le sujet est en pleine période d'activité ; par exemple, lorsqu'il est au volant de sa voiture. Cette forme de somnolence brutale, qui n'est précédée d'aucune période de somnolence légère, a été source d'accidents et a obligé le ministère de la Santé à émettre un avertissement auprès des patients qui consommaient du Mirapex® ou du Requip®. Ceux-ci ont dû cesser de conduire leur voiture. Il importe de préciser ici que cette complication ne semble pas spécifique aux nouveaux agonistes et que d'autres médicaments utilisés dans le traitement de la MP ont aussi été mis en cause dans des situations semblables. Aussi, des études supplémentaires sont en cours pour vérifier la fréquence de cet incident particulièrement grave et permettre au médecin de dépister les personnes à risque.

Quelques conseils :

Que faire :

*   en cas de nausées ?

    La nausée est un problème fréquemment rencontré lors de l'administration de tout agent dopaminergique. Lorsque la nausée est directement reliée à l'absorption de la lévodopa, il est préférable de prendre le médicament avec de la nourriture. Les préparations à libération continue, comme Sinemet CR®, sont aussi moins susceptibles de produire cet effet secondaire. Si la nausée persiste, il est conseillé de prendre du carbidopa, un médicament qui peut être obtenu gratuitement, sur demande, comme médicament d'exception.

    Enfin dans les cas persistants de nausées reliées à l'absorption d'agonistes ou de lévodopa, il existe un médicament, prescrit sous ordonnance, qui peut aider à diminuer le problème ; il s'agit de la dompéridone, vendue sous le nom de Motilium®.

*   en cas de problèmes d'hypotension orthostatique ? ou d'étourdissements en se levant ?

    La maladie de Parkinson peut, à elle seule, être la cause de ces situations. La médication peut aussi provoquer ce genre de problèmes. En général, des moyens non médicamenteux, comme le port de bas support et l'augmentation de l'apport hydrosodique dans le menu quotidien, c'est-à-dire l'ajout de sel, peuvent corriger ce genre de problèmes. Si ces méthodes sont insuffisantes, il faut songer à ajouter une médication, telle la dompéridone, vendue en pharmacie sous le nom de Motilium®) ou encore un sympathomimétique, comme l'Amatine®.

Chirurgie

Options chirurgicales
dans la maladie de Parkinson

Les neurochirurgies appliquées à la maladie de Parkinson ne datent pas d'hier. Avant même la découverte d'une médication efficace pour traiter la MP, on tentait de soulager le tremblement et la rigidité en pratiquant des lésions au niveau du cerveau. Les premières interventions étaient particulièrement invasives avec des résections de parties du cortex (la substance grise) responsables du mouvement. Par la suite, la source des manifestations de la maladie a été mieux localisée au niveau des ganglions gris centraux, lesquels sont devenus les cibles préférées des neurochirurgiens. Des thalamotomies et pallidotomies (voir glossaire) ont donc été pratiquées à partir de 1955.

Vers 1970, la lévodopa a fait son apparition et s'est avérée si efficace que les recours à l'intervention chirurgicale ont diminué. Ce n'est que plusieurs années plus tard que les interventions chirurgicales sont redevenues « à la mode ». Depuis les années 1990, la pallidotomie a recommencé à être pratiquée, non plus pour les problèmes de rigidité, mais pour tenter de contrecarrer les dyskinésies qui surviennent après une exposition prolongée à la lévodopa et aux autres agents antiparkinsoniens. Quant à la thalamotomie, elle a continué à être recommandée pour les cas de tremblements sévères.

Une autre cible neurochirurgicale a été découverte vers 1995, qui, lorsqu'elle est neutralisée, permet de contrôler non seulement les tremblements et les dyskinésies, mais aussi la rigidité, les troubles de la posture et de la démarche. Il s'agit du noyau sous-thalamique. Celui-ci est cependant de plus petite structure que le thalamus ou le globus pallidus. L'implantation d'électrodes est préférée dans ce cas. La stimulation à l'aide d'électrodes évite d'endommager des cellules au pourtour de la cible et permet de régler le degré d'inhibition des cellules cibles en modifiant le voltage du courant électrique fourni par des piles ajustables. Il s'agit donc de positionner au niveau du noyau une électrode branchée par un câble qui court sous la peau jusqu'à une pile réglable habituellement installée au niveau du thorax.

La stimulation sous-thalamique est l'opération la plus recommandée en ce moment. Elle permet de diminuer de façon significative la quantité de médicaments nécessaires au contrôle de la maladie. Puisque le stimulateur est réglable, il est possible de modifier la puissance de la stimulation selon l'évolution de la maladie.

Indications chirurgicales

C'est à cause de risques sérieux de complications, bien que rares, que l'évaluation des candidats à l'intervention chirurgicale est si importante. Seuls les patients dont le diagnostic ne fait aucun doute et pour qui les chances de succès apparaissent les plus probables sont sélectionnés. Les critères habituels, tremblement de repos, rigidité, bradykinésie et début asymétrique, bonne réponse aux agents dopaminergiques et absence de symptômes pouvant suggérer un autre diagnostic, doivent avoir été identifiés. De plus, il doit avoir été démontré que les traitements pharmacologiques ne réussissent plus à contrôler les manifestations de la maladie d'une façon satisfaisante. Les patients qui présentent des troubles significatifs de la mémoire, souffrent d'hallucinations ou d'une dépression importante non contrôlée ne sont pas considérés comme candidats. Leur cas peut toutefois être reconsidéré après traitement des hallucinations ou de la dépression, à la suite d'une période de stabilité.

Une évaluation de la réponse à la lévodopa est effectuée pour bien déterminer les manifestations de la maladie. Le patient doit s'abstenir de tout traitement antiparkinsonien pendant dix-huit heures avant d'être soumis à une évaluation. Il sera de nouveau évalué après qu'il aura absorbé une dose unique de lévodopa. Cette évaluation peut durer jusqu'à quatre heures. Une évaluation neuropsychologique préopératoire est requise chez tous les patients.

Chacune des interventions chirurgicales a par ailleurs ses indications propres. Les thalamotomies sont pratiquées principalement pour réduire le tremblement. On peut aussi y avoir recours dans le cas de dystonies comme manifestations de la MP. Les pallidotomies sont réservées aux patients dont les dyskinésies représentent le problème majeur. Il ne semble pas que les thalamotomies et les pallidotomies améliorent les troubles de posture et de démarche de façon significative.

Les stimulations sous-thalamiques sont indiquées pour les patients souffrant de dyskinésies, de fluctuations motrices, de troubles de posture et de démarche et de tremblements. Étant donné que les patients présentant soit un tremblement important, soit des dyskinésies auront tôt ou tard les autres symptômes et signes de la maladie, plusieurs groupes recommandent la stimulation sous-thalamique plutôt que les interventions chirurgicales précédentes.

Suivi

La durée de l'hospitalisation après ces interventions chirurgicales est relativement courte, mais ce temps permet de réajuster les médicaments ou de procéder à une première mise au point des stimulateurs. Dans le cas des interventions lésionnelles, un suivi sera fait après trois mois. Dans le cas de stimulation, les patients seront revus , en clinique externe, à une fréquence d'une à deux semaines pendant un mois, puis aux mois pendant deux mois. C'est à ce moment que la médication et la puissance des stimulateurs seront ajustées.

De façon générale, les patients sont réévalués en neuropsychologie trois mois après l'intervention chirurgicale. À peu près à la même époque, ils sont soumis à une autre évaluation neurologique après avoir cessé la médication antiparkinsonienne pendant 18 heures.

Complications chirurgicales

Malgré les résultats spectaculaires obtenus avec les interventions chirurgicales, il ne faut pas perdre de vue que les interventions chirurgicales actuelles ne guérissent pas la MP et comportent certains risques. Moins de 7% des interventions connaissent une complication majeure. Ainsi, il peut y avoir un saignement dans le cerveau par suite du bris d'un vaisseau sanguin lors du passage du leucotome ou de l'électrode. Ces hémorragies peuvent être relativement mineures et se résorber en ne laissant que très peu de séquelles, mais elles peuvent aussi être plus importantes et causer des handicaps permanents.

Malgré une localisation préopératoire précise, il est aussi possible que des structures avoisinantes soient touchées, ce qui peut causer des troubles neurologiques indésirables.

Dans le cas de pose de stimulateurs, l'implantation d'un corps étranger peut augmenter le risque d'infection. Les électrodes peuvent aussi se déplacer et nécessiter une intervention pour les remettre en place. Les piles doivent habituellement être remplacées à l'intérieur d'une période de deux à sept ans.

Résultats

Jusqu'à présent, les résultats des différents groupes qui pratiquent les interventions chirurgicales dans la maladie de Parkinson sont concordants. Dans 90 % des cas, le tremblement d'une main disparaîtra à la suite d'une thalamotomie. Cependant, le tremblement de l'autre main nécessitera une deuxième thalamotomie, du côté opposé. De façon similaire, les dyskinésies seront mieux contrôlées avec une pallidotomie controlatérale. Il faut savoir que le cerveau droit contrôle les mouvements des membres gauches, et vice versa.

Dans le cas des stimulations sous-thalamiques, bien que tous les patients connaissent une amélioration, les résultats sont plus variables. La quasi-totalité des patients ressentent une plus grande stabilité à la suite de l'absorption de leurs médicaments et connaissent ainsi moins de périodes *off*. Certains ont connu une amélioration spectaculaire de la marche, de la voix, des mouvements fins, lesquels sont nécessaires à l'écriture par exemple. D'autres ont vu un syndrome douloureux disparaître.

En somme, les résultats de toutes ces opérations sont relativement stables. Et, un autre aspect non négligeable, les stimulateurs permettent de meilleurs ajustements, compte tenu du fait que les sujets sont confrontés à l'évolution progressive de la maladie.

Voies d'avenir

Les interventions décrites ci-dessus donnent des résultats déjà très satisfaisants. Malgré tout, plusieurs avenues permettant d'espérer d'autres améliorations peuvent être identifiées. Bien que les indications actuelles soient relativement bien acceptées de la communauté scientifique, elles peuvent sûrement être élargies. Devrait-on abandonner les pallidotomies et les thalamotomies au profit des stimulations sous-thalamiques ? Plusieurs patients se portent encore admirablement bien de nombreuses années après ces interventions. Certains groupes ont déjà procédé à des lésions au niveau des noyaux sous-thalamiques au lieu d'implanter des stimulateurs. Si cette approche s'avérait aussi efficace que la précédente, elle permettrait de se passer des stimulateurs avec leur coût et les risques qui y sont associés.

Enfin, le domaine des transplantations de cellules dopaminergiques s'est beaucoup développé dernièrement. Des études ont démontré des résultats encourageants à partir de cellules foetales humaines et porcines. D'autres sources de cellules sont aussi à l'étude. Cependant plusieurs questions devront être résolues avant que ces techniques soient rendues disponibles en tant que thérapie.

Pour un traitement optimal, des thérapies combinées

Bien que le traitement de la maladie de Parkinson soit d'abord pharmacologique, l'adjonction de différentes thérapies en complément à la médication s'avère très efficace pour mieux contrôler certains symptômes ou même en retarder l'apparition. Ainsi la posture, la marche, l'équilibre, la rigidité, l'endurance et le contrôle de la douleur sont susceptibles d'être améliorés par la physiothérapie. Le maintien de l'autonomie dans tous les aspects de l'activité quotidienne et domestique pourra être favorisé par une évaluation et un suivi en ergothérapie. La communication et la parole sont maintenues ou corrigées par des interventions en orthophonie. Une consultation en nutrition peut être utile pour améliorer l'efficacité des médicaments ou en contrer les effets secondaires. Une approche globale améliore donc grandement le traitement des personnes atteintes de la maladie de Parkinson et peut leur assurer une meilleure qualité de vie.

Approches alternatives

Que faut-il penser des médecines douces et des thérapies alternatives ?

L'engouement pour les approches alternatives en santé ne cesse d'augmenter. On entend parler fréquemment de masso-thérapie, de chiropractique, d'acupuncture, d'ostéopathie, d'homéopathie, de phytothérapie, d'aromathérapie, de pressothérapie, de réflexologie, et ces médecines douces sont de plus en plus considérées comme des avenues alternatives à ce que l'on appelle la médecine traditionnelle. S'il est vrai qu'il n'y a pas de mal à se faire du bien, il faut cependant aborder ces voies thérapeutiques avec prudence et discernement. Par exemple, choisir un type de massage qui s'adapte à ses besoins, à sa condition et à son niveau d'énergie.

Lorsqu'on est atteint de la maladie de Parkinson, il est essentiel de s'informer de la qualité et des vertus de toutes ces approches, car certaines seront mieux adaptées que d'autres. Les meilleurs choix thérapeutiques, qu'ils soient traditionnels ou alternatifs, sont ceux qui sont faits de façon éclairée. Les avenues à privilégier ou à éviter peuvent faire l'objet d'une discussion lors d'une visite chez le médecin, afin de permettre à la personne concernée de planifier des interventions susceptibles d'être efficaces pour son bien-être et sa santé.

Chapitre 2

La recherche

Ont contribué à l'élaboration, la rédaction
et la révision de cette section :

Line Beaudet
Pierre Blanchet
Sylvain Chouinard
Manon Desjardins

Recherche médicale et fondamentale

B ien que la maladie ait été initialement décrite par l'Anglais James Parkinson en 1817, on ne connaît toujours pas sa cause exacte, et son diagnostic repose toujours sur des critères essentiellement cliniques. Toutefois, la recherche a beaucoup progressé au cours des vingt dernières années et vise à répondre à trois questions fondamentales :

Quelle est la cause de la maladie ?

Comment ralentir ou même freiner son évolution ?

Y a-t-il moyen de prévenir et de renverser de façon définitive les complications motrices qui surviennent par suite de la prise de lévodopa à long terme ?

Quelle est la cause de la maladie ?

Les personnes atteintes de la maladie de Parkinson perdent graduellement des cellules dopaminergiques, à un taux dix fois supérieur à celui de la population saine du même âge. Certaines études ont estimé le début de la perte des neurones dopaminergiques à quatre ou cinq ans avant l'apparition des premiers symptômes.

Il est toutefois important de préciser que les personnes atteintes de la maladie ne perdent jamais toutes les cellules responsables de la production de dopamine. Ainsi, certaines régions du cerveau, à l'extérieur de la *substance noire,* conservent ces cellules intactes. D'autres types de cellules nerveuses sont aussi touchés. Ces pertes pourraient expliquer certains symptômes quelquefois associés à la maladie, comme les atteintes cognitives et la dépression.

35

Dans la maladie de Parkinson, la perte neuronale dans la *substance noire* est associée à l'apparition d'inclusions arrondies anormales dans les neurones affectés, appelées corps de Lewy. Ce phénomène constitue la caractéristique pathologique principale de la maladie. Les chercheurs ont depuis longtemps l'intuition que les corps de Lewy sont impliqués dans le processus. Parce qu'ils sont rarement décelés dans d'autres maladies dégénératives, certains chercheurs ont d'abord cru qu'ils étaient la conséquence de la maladie plutôt que sa cause. On sait depuis seulement quelques années que le coeur de ces inclusions renferme une protéine appelée *alpha-synucléine*. Des mutations génétiques de cette même protéine peuvent la rendre insoluble, engendrant des dépôts toxiques dans les cellules. Cela cause une forme familiale de parkinsonisme exceptionnellement transmise d'une génération à l'autre. On cherche actuellement à identifier les facteurs qui peuvent rendre l'*alpha-synucléine* insoluble et toxique chez la majorité des individus souffrant de la maladie de Parkinson, afin de développer des interventions visant à renverser ces conditions.

L'incidence de facteurs génétiques est un sujet présentement à l'étude. Selon diverses études, bien qu'il y ait très peu de risques de transmission de la maladie d'une génération à la suivante, cette éventualité est accrue de deux à quatorze fois dans la famille dont les sujets sont atteints de la maladie de Parkinson.

Les mécanismes impliqués dans la mort des cellules dopaminergiques chez les parkinsoniens sont aussi l'objet d'intenses recherches. Récemment, plusieurs mécanismes distincts ont fait l'objet d'une étude particulière, entre autres les suivants :

- l'incapacité des cellules touchées de contrecarrer ou d'éliminer les effets néfastes engendrés par certaines molécules toxiques appelées radicaux libres ;
- les troubles énergétiques résultant du fonctionnement anormal des mitochondries, lesquelles sont les centrales d'énergie des cellules ;

- le dommage vraisemblablement généré par un excès d'une substance appelée glutamate, dont les cellules ne peuvent se débarrasser ;
- la mort programmée par les gènes des cellules, appelée *apoptose*, qui pourrait être déclenchée par divers facteurs et entraîner leur perte.

Neuroprotection et neurorestauration

Tous les mécanismes énumérés précédemment pourraient interagir entre eux pour créer de plus en plus de toxicité, ce qui mènerait éventuellement à la mort des cellules dopaminergiques. Ils pourraient, de ce fait, constituer des cibles intéressantes et donner lieu à des recherches pour développer de nouveaux traitements visant à ralentir ou même à freiner l'évolution de la maladie. Même si, par le passé, des molécules comme la vitamine E et la sélégiline n'ont pu clairement retarder l'évolution de la maladie, plusieurs autres approches antioxydantes pourraient faire l'objet d'essais cliniques dans le futur, incluant des balayeurs de radicaux libres, des promoteurs du glutathion, des chélateurs et des drogues agissant sur le métabolisme oxydatif de la dopamine. Des bloqueurs du glutamate, certains facteurs de croissance, des agents stimulant la croissance nerveuse (dits neurotrophiques) et d'autres bloqueurs de la cascade de l'apoptose sont aussi à l'étude. Ces médications devraient, bien sûr, être mises à l'essai le plus tôt possible afin de protéger les cellules dopaminergiques encore viables dans le cerveau, compte tenu que la perte paraît un peu plus rapide dans les stades précoces de la maladie.

Même dans les cas où la maladie est plus avancée, il paraît possible de transplanter des cellules de remplacement dans le cerveau. La démonstration récente selon laquelle des cellules dopaminergiques embryonnaires peuvent survivre et fonctionner dans un cerveau-hôte adulte représente une première étape essentielle vers une thérapie de remplacement cellulaire dans la maladie de Parkinson. Actuellement, il faut utiliser les cellules dopaminergiques de plusieurs embryons humains pour réussir la transplantation, car seulement 5 à 20 % des cellules transplantées survivent, ce qui crée des problèmes sur le plan éthique, pratique et de la sécurité. La recherche dans ce domaine vise à améliorer la survie et la croissance des cellules dopaminergiques transplantées et à trouver d'autres sources de cellules. Un essai de transplantation de cellules de porc est en cours. Des approches du côté des manipulations génétiques sont aussi développées afin de rendre des cellules en culture, telles celles de la peau, capables de sécréter la dopamine ou des facteurs de croissance après transplantation. Le transfert direct de certains gènes dans le cerveau, utilisant des vecteurs viraux comme véhicules afin de permettre la synthèse de molécules diverses, est également envisagé.

Prévenir les complications associées à la lévodopa ou les déprogrammer

L'introduction de la lévodopa dans le traitement de la maladie de Parkinson a été une véritable révolution médicale et cette médication demeure toujours l'arme la plus puissante pour en contrôler les manifestations cliniques. Toutefois, la qualité de la réponse à ce médicament change au fil des mois et des années, et les complications associées à la prise chronique de lévodopa sont nombreuses. Avec le temps, la durée du soulagement obtenu après chaque dose raccourcit. On parle alors de la « détérioration de fin de dose ». Dans certains cas, la réponse au différentes doses de lévodopa devient imprévisible et chaotique. Il s'agit du phénomène du commutateur ou effet « on et off ». L'utilisation de la lévodopa à long terme est aussi associée au développement de mouvements involontaires anormaux incontrôlables et d'intensité variable, appelés dyskinésies. Ces mouvements, bien que tolérés dans la majorité des cas, peuvent aussi affliger un certain nombre de sujets. Pour en réduire les effets, il faut ajuster les doses de lévodopa et les combiner avec d'autres médicaments commercialisés depuis les vingt dernières années, comme les agonistes dopaminergiques, la lévodopa à libération contrôlée, des inhibiteurs enzymatiques comme la sélégiline et l'entacapone et peut-être, éventuellement, des bloqueurs du transport de la dopamine.

Des études réalisées à l'aide de modèles animaux ont permis de constater que la perte de la dopamine et son remplacement conventionnel par la lévodopa pouvaient entraîner une série de perturbations biochimiques dans le cerveau, susceptibles de provoquer et de maintenir la dyskinésie. Des essais cliniques avec l'amantadine, un bloqueur du glutamate bien connu, ont montré que ce médicament pouvait réduire la dyskinésie de l'ordre de 50 % chez certains parkinsoniens. Le potentiel antidyskinétique de quelques autres médicaments reconnus comme bloqueurs plus puissants et plus sélectifs du glutamate est présentement étudié. Et une autre démarche est aussi en cours, portant sur l'administration continue d'une médication dopaminergique par voie transdermique, autrement dit sous forme de timbre cutané, afin de stimuler de façon constante les récepteurs dopaminergiques du cerveau. On veut ainsi vérifier s'il est possible de prévenir certains changements biochimiques néfastes qui résultent d'une stimulation intermittente. Ces recherches soulèvent l'espoir de pouvoir un jour contrer les complications de cette maladie dégénérative qui affecte la qualité de vie des patients, et même de les prévenir.

Beaucoup de progrès ont été accomplis ces vingt dernières années dans la compréhension des mécanismes cellulaires associés à la maladie de Parkinson. De nouvelles stratégies thérapeutiques et neuroprotectrices ont été développées. Le rythme d'acquisition des connaissances est tel que le jour n'est probablement pas loin où il sera possible d'établir un lien entre les mutations génétiques, l'accumulation de l'alpha-synucléine, la formation de corps de Lewy et les perturbations énergétiques menant à la perte des cellules dopaminergiques. La possibilité de freiner l'évolution de la maladie et de prévenir les complications associées à l'absorption de lévodopa apparaît plus que jamais réalisable.

Recherche pluridisciplinaire

M ême si les aspects médicaux et pharmaceutiques de la maladie de Parkinson représentent les axes centraux de la recherche clinique et fondamentale, la recherche ne se limite pas exclusivement à ces aspects.

Ainsi, la physiothérapie est un autre domaine qui est particulièrement étudié. Il y a encore beaucoup à apprendre et à comprendre sur la complexité des troubles moteurs présents dans la maladie de Parkinson. Une meilleure compréhension de ces phénomènes permet d'adopter des stratégies d'intervention efficaces qui favorisent alors le maintien de la mobilité et de l'autonomie.

En ergothérapie, les recherches portent principalement sur l'identification de moyens permettant aux sujets parkinsoniens de maintenir des capacités fonctionnelles dans leurs activités de la vie domestique et quotidienne. La présence de difficultés motrices telles que la rigidité, les mouvements involontaires et le ralentissement global sont des réalités qui les obligent à réviser leurs méthodes de travail et à réorganiser leur environnement. C'est l'étude de l'ensemble de ces manifestations qui intéresse particulièrement les ergothérapeutes.

La neuropsychologie se penche également sur une longue série de sujets de recherche. En effet, la maladie de Parkinson et les traitements qui y sont associés entraînent des changements qui peuvent aussi affecter les fonctions cognitives, notamment la mémoire. Certaines tâches intellectuelles peuvent s'avérer plus ardues et les capacités d'apprentissage peuvent s'en trouver diminuées. Aussi, il est très important que des chercheurs analysent l'ensemble de ces phénomènes.

Les impacts psychologiques de la maladie de Parkinson font aussi l'objet de recherches intensives. La dépression, qui se manifeste régulièrement chez les gens atteints de la maladie, est étudiée par des chercheurs du monde entier. Le sentiment de bien-être et la notion de qualité de vie sont des sujets particulièrement examinés.

Plusieurs personnes atteintes de la maladie de Parkinson souffrent d'une altération de la parole. Les orthophonistes sont les spécialistes qui s'attardent à l'étude de ce phénomène.

En ce qui a trait à la recherche en soins infirmiers, des sujets aussi divers que les soins directs, le contrôle de la douleur, la relation d'aide, la qualité de vie et encore plus sont également à l'étude.

En nutrition, les travaux entrepris analysent principalement l'impact ou l'efficacité de différents régimes alimentaires sur la maladie.

Somme toute, la recherche multidisciplinaire représente l'espoir qu'une meilleure connaissance de la réalité parkinsonienne pourra redonner à chacun le contrôle sur ce corps qui parfois l'abandonne. Ces efforts concertés, dans des domaines à la fois diversifiés et interdépendants, sont donc de la plus grande importance. Les champs de recherche susmentionnés ne représentent que quelques-uns des domaines étudiés. C'est par l'entremise des bibliothèques médicales qu'il est possible de consulter les principales revues scientifiques qui publient l'ensemble des résultats de recherche.

Mieux vivre au quotidien pour la personne atteinte

Ont contribué à l'élaboration, la rédaction
et la révision de cette section :

Line Beaudet
Chantal Besner
Sylvain Chouinard
Brigitte Damien
Manon Desjardins
Christiane Dubois
Isabelle Fontaine
Marie-Josée Fortin
Martine Gaudreault

Luce Gosselin
Annie Lavigne
Ginette Lavigne
Hélène Matteau
Philippe Nguyen
Jean Rivest
Éric Simard
Sylvie Trépanier

Apprendre à vivre
le moment présent :
aspects psychologiques

L orsque la maladie de Parkinson (MP) fait irruption dans la vie de quelqu'un, elle vient en modifier les plans. Bien sûr, l'épreuve peut paraître difficile, voire impossible à surmonter. Le défi est de taille, mais il est possible de faire face à la maladie, d'apprendre à l'apprivoiser, pour ainsi mieux la maîtriser.

L'apprivoisement de la maladie de Parkinson s'effectuera tout doucement. Accepter la présence de la maladie, ce n'est pas capituler. Au contraire, rassembler consciemment ses forces pour lutter et réaménager sa vie, c'est faire preuve de détermination

Ne pas perdre le contrôle de la situation

Comme la maladie de Parkinson est une maladie neurologique dégénérative, avec le temps, diverses manifestations cliniques apparaissent. Sa progression inéluctable entraîne des changements physiques importants qui ont un impact sur la mobilité, bien sûr, mais qui laissent également des séquelles psychologiques. De l'inquiétude, des tensions, des frustrations, des conflits, du stress compliqueront davantage la situation. La perspective d'une telle série de bouleversements fait craindre le pire. Bien que la route soit remplie de détours, il est possible de garder le contrôle sur sa vie.

D'abord comprendre

Avant toute chose, pour comprendre ce qui arrive et afin de maîtriser la situation, il est impératif de bien connaître la maladie de Parkinson.

45

Les personnes atteintes de la maladie, qui s'informent au sujet de leur état, qui comprennent bien ce qui leur arrive, gardent un bien meilleur contrôle sur leur vie. On note alors une diminution du nombre des visites médicales, un nombre réduit des journées d'hospitalisation, une baisse de l'absentéisme au travail dû à la maladie. On remarque également un état général et une autonomie améliorés.

Au-delà des principales manifestations physiques reliées à la maladie de Parkinson, il y a aussi les impacts psychologiques, qui sont bien présents et ne doivent pas être ignorés. D'ailleurs, la prévalence de la dépression chez les personnes atteintes de la maladie de Parkinson est assez importante. Même si on ne sait pas encore avec certitude si sa présence est en fait une manifestation d'un état pathophysiologique (endogène) ou une réponse exclusive aux limitations physiques et à tous les changements qui apparaissent (exogène) ou encore une combinaison des deux, il est clair que la dépression a une composante biologique. Toutefois, aucun lien direct n'a été établi entre le stade de la maladie de Parkinson, sa durée et l'apparition de la dépression.

D'une part, il faut spécifier que toutes les personnes atteintes de la maladie de Parkinson ne seront pas nécessairement dépressives. D'autre part, on peut affirmer que les personnes atteintes de la maladie de Parkinson sont plus sujettes à vivre des périodes de dépression que l'ensemble des gens, et ce, dans une proportion beaucoup plus élevée.

Certains événements, comme l'annonce du diagnostic, l'apparition de nouveaux symptômes, l'efficacité amoindrie des médicaments et les périodes d'ajustements thérapeutiques, peuvent contribuer à l'apparition d'une dépression. D'autres moments également difficiles à surmonter peuvent entraîner un état dépressif, entre autres ceux qui coïncident avec l'abandon d'activités de loisir, la cessation du travail et la perte de rôles significatifs.

Le tableau suivant montre à quel point il peut être difficile d'identifier les symptômes de dépression chez une personne atteinte de la maladie de Parkinson parce que les manifestations des deux maladies se ressemblent étrangement.

	SYMPTÔMES PARKINSONIENS	SYMPTÔMES DE LA DÉPRESSION
Motricité	Visage figé Bradykinésie (lenteur des mouvements) Posture courbée	Peu ou pas d'affect Ralentissement moteur Posture affaissée
Sommeil	Insomnie Sommeil fragmenté Fatigue	Insomnie Nuit écourtée Fatigue
Système gastro-intestinal	Constipation Perte de poids	Constipation Perte de poids
Concentration	Bradyphrénie (lenteur de la pensée)	Difficulté de concentration

Tableau 2. Comparaison des symptômes de la maladie de Parkinson et de la dépression

La tristesse et le pessimisme, une envie de pleurer sans raison suffisante, une diminution de l'intérêt pour l'entourage immédiat, une attitude marquée de passivité, une léthargie, une perte de motivation et d'intérêt, un sentiment d'être tendu ou irritable sont encore des manifestations associées à la dépression. Dans de telles circonstances, la vision sur le monde et la perception de soi et des autres sont plutôt négatives. Il arrive que ces symptômes ne soient que passagers et qu'ils disparaissent chez des sujets très déterminés. Mais il se peut que ces manifestations soient nombreuses et qu'elles persistent. La léthargie se fait envahissante et voilà que la dépression s'installe.

Il est essentiel de discuter avec le médecin de ces différentes manifestations, afin d'identifier la présence possible d'un état dépressif. Chez les personnes âgées, le dépistage de la dépression peut être facilité en utilisant l'*Échelle de dépression gériatrique*, que vous trouverez à la page suivante.

Cochez simplement le carré qui exprime le mieux comment vous vous sentiez au cours de la semaine passée.

QUESTIONS	OUI	NON
1- Êtes-vous fondamentalement satisfait(e) de la vie que vous menez ?	❏	❏
2- Avez-vous abandonné un grand nombre d'activités et d'intérêts ?	❏	❏
3- Est-ce que vous sentez un vide dans votre vie ?	❏	❏
4- Vous vous ennuyez souvent ?	❏	❏
5- Avez-vous la plupart du temps un bon moral ?	❏	❏
6- Craignez-vous qu'il vous arrive quelque chose de grave ?	❏	❏
7- Êtes-vous heureux/heureuse la plupart du temps ?	❏	❏
8- Éprouvez-vous souvent un sentiment d'impuissance ?	❏	❏
9- Préférez-vous rester chez vous au lieu de sortir pour faire de nouvelles activités ?	❏	❏
10- Avez-vous l'impression d'avoir plus de problèmes de mémoire que la majorité des gens ?	❏	❏
11- Pensez-vous qu'il est merveilleux de vivre à l'époque actuelle ?	❏	❏
12- Vous sentez-vous plutôt inutile dans votre état actuel ?	❏	❏
13- Vous sentez-vous plein(e) d'énergie ?	❏	❏
14- Avez-vous l'impression que votre situation est désespérée ?	❏	❏
15- Pensez-vous que la plupart des gens vivent mieux que vous ?	❏	❏

Petit corrigé de l'échelle de dépistage

Accordez-vous un point si vous avez répondu NON aux questions 1-5-7-11-13.

Accordez-vous un point si vous avez répondu OUI aux questions 2-3-4-6-8-9-10-12-14-15.

Faites le total de vos points.

Si vous avez obtenu un score se situant entre 0 et 6, il y a fort à parier que vous n'êtes pas déprimé. Si vous avez obtenu un score de 7 points et plus, il se pourrait que vous soyez déprimé.

Il est conseillé de consulter un médecin ou un autre professionnel de la santé si le score obtenu au test de dépistage est de 7 points et plus, car un diagnostic de dépression est possible.

Référence : P. Bourque, L. Blanchard et J. vézina, « Étude psychométrique de l'Échelle de dépression gériatrique », La revue canadienne du vieillissement, vol 9, no 4 (1990).

La dépression, est-ce que ça se soigne ?

Il se peut que le traitement proposé soit pharmacologique, on offrira alors à la personne concernée de prendre des antidépresseurs. La psychothérapie peut aussi lui être suggérée. Par ailleurs, le traitement de la dépression peut combiner une approche pharmacologique et une démarche thérapeutique.

Chez les personnes parkinsoniennes dont la dépression a été diagnostiquée et traitée, on remarque souvent une amélioration globale de l'autonomie. On observe également un meilleur contrôle des réactions émotives, une augmentation du niveau d'énergie, une diminution de la douleur, une amélioration de la mobilité, un sommeil plus adéquat et un désir de participer à des activités sociales ou de loisirs.

Vie stressante d'aujourd'hui

Outre la dépression, le stress fait également partie des manifestations psychologiques associées à la maladie de Parkinson.

Vivre avec une maladie évolutive pour laquelle il n'y a pas encore de guérison possible est considéré comme l'un des événements les plus stressants de la vie. **Le stress** apparaît parce que la maladie est perçue comme une menace. Il s'agit d'une situation qui arrive sans que l'on s'y attende et qui donne l'impression de perdre soudainement le contrôle. L'équilibre est rompu, il faut essayer de le retrouver ou en atteindre un nouveau. Les choses ont assurément changé ; il faut trouver des solutions et s'assurer de posséder les ressources nécessaires pour mieux vivre la situation. Le stress encouru par la maladie est donc bien réel, il faut apprendre à le contrôler.

S'il n'est plus possible de faire les choses comme avant l'apparition de la maladie, il est cependant possible de trouver d'autres manières de gérer le stress. Le taï chi, la relaxation, la musique, la lecture d'un bon livre ne sont que quelques exemples de solutions contribuant à diminuer le stress. Le fait d'avoir recours à de nouvelles stratégies élargit l'éventail de solutions disponibles pour conserver le contrôle sur les situations particulièrement stressantes.

De plus en plus fragile

L'anxiété représente un autre facteur psychologique associé à la maladie de Parkinson. Elle est souvent une réponse aux différents stress qui sont vécus. De la simple insécurité à l'attaque de panique, elle peut prendre plusieurs formes. Bien que toutes les maladies dégénératives entraînent une certaine anxiété, on sait que celle-ci est davantage présente chez les personnes atteintes de la maladie de Parkinson que chez les gens souffrant de sclérose en plaques. Il en est de même pour la présence de phobies et pour les crises de panique.

Diminution de l'estime de soi

Les troubles moteurs engendrés par la maladie de Parkinson modifient l'image corporelle. Tous les changements physiques encourus affectent l'image du corps et touchent ce qu'on appelle l'estime de soi. Ce sens de l'identité personnelle a un lien direct avec la façon dont chacun définit sa propre valeur. L'estime de soi se construit dès le berceau et a ceci de particulier : elle peut être très fragile.

La maladie de Parkinson modifie obligatoirement la vie de la personne qui en est affectée et l'estime de soi de celle-ci s'en trouve fortement touchée. Par exemple, si le travail représente pour elle une valeur importante, qui la définit, et que la maladie l'oblige à laisser son travail, une partie de son identité se détruit. Une partie d'elle n'existe plus, son estime de soi est altérée. L'abandon d'activités importantes qui ont un sens pour elle, comme jouer au golf, conduire la voiture, faire la cuisine, son travail quotidien, et la nécessité de devoir demander de l'aide aux autres alors qu'elle était auparavant très autonome sont d'autres exemples de deuils qui entraînent chez elle une perte de son estime de soi et de son identité.

Il faut donc travailler à conserver une estime de soi intacte malgré la présence de la maladie dans son quotidien. Il ne faut pas laisser la maladie définir sa vie. L'être humain est bien plus qu'un diagnostic, il est d'abord et avant tout quelqu'un, qui a des qualités, des défauts, des manies, des habitudes, des passions, des intérêts, des liens familiaux, des relations amicales et professionnelles. Ce quelqu'un aime les chiens, déteste les chats, va à l'opéra ou au concert rock, fait partie d'une chorale et adore jardiner. Voilà tout ce qui fait de cet être ce qu'il est. Lorsque la maladie frappe, il faut continuer d'être quelqu'un, il faut continuer de demeurer ce que l'on est et ne pas se considérer d'abord comme une personne parkinsonienne. Dans notre réalité humaine, le tout est plus important que les parties.

Combattre l'isolement

Il est évident que beaucoup de changements s'installent petit à petit, et il est normal de se sentir oppressé par le poids de tous ces bouleversements. Mais il ne faut pas se laisser aller à l'apathie, à la passivité. Il faut faire face à la situation. Comme tout se complique, il peut paraître plus simple de se refermer sur soi, de choisir volontairement l'isolement. Les bénéfices à s'entourer de personnes qui nous font du bien et à conserver une vie active sont toutefois indéniables. Faire le choix conscient de rester bien vivant permet de jouir pleinement de la vie.

Sommeil et repos

Une majorité de personnes vivant avec le Parkinson disent éprouver de la difficulté à dormir et à se reposer. Les désordres du sommeil sont nombreux et parfois difficiles à distinguer (voir tableau suivant). Fait à noter : parmi ceux-ci, l'insomnie demeure le problème le plus fréquemment rapporté lors des visites médicales.

PRINCIPAUX DÉSORDRES DU SOMMEIL ET DE LA RELAXATION	CARACTÉRISTIQUES
Insomnie	Difficulté à s'endormir et à rester endormi. Éveils fréquents, éveil matinal prématuré ou retardé.
Apnée du sommeil	Une interruption périodique et momentanée de la respiration durant le sommeil. Durée : de 10 à 60 secondes. Fréquence : peut aller jusqu'à environ 30 fois par nuit.
Crampes nocturnes (dystonie)	Mouvements involontaires sous forme de contractions ou spasmes musculaires (mollets et cuisses). Survient surtout au petit matin lorsque les taux de dopamine sont bas.
Hypersomnolence	Sensation de fatigue et d'endormissement extrêmes. Somnolence excessive durant le jour.
Cauchemars, hallucinations nocturnes, rêves d'apparence réelle	Rêves inquiétants, périodes d'agitation et d'activités inconscientes. Souvent un effet secondaire de la médication.
Troubles du sommeil paradoxal	Perte de la paralysie associée à certaines phases du sommeil. Agitation, activités inconscientes.

Tableau 3. Les désordres du sommeil

L'administration de médicaments (antiparkinsoniens et autres) de même que la consommation d'alcool et de stimulants (thé, caféine, etc.) sont des éléments importants à considérer. Au besoin, il faut revoir les quantités consommées, en présence de troubles du sommeil chez une personne atteinte de Parkinson. Des révisions du régime thérapeutique s'avèrent tout aussi essentielles que les modifications de certaines habitudes de vie, surtout dans les cas de somnolence excessive durant le jour.

Par ailleurs, une variété de facteurs biologiques, psychologiques et sociaux influencent également le sommeil et le repos. Au niveau biologique, le manque d'activité physique et intellectuelle, l'absence de moments de relaxation, les siestes, les maladies et la douleur semblent avoir un impact considérable. Au plan psychologique, le stress, l'anxiété, la dépression, les inquiétudes et, enfin, le style de vie influent grandement sur la qualité et la quantité de sommeil et de repos. Quant aux facteurs sociaux qui peuvent influencer la sommeil, mentionnons la modification de la routine quotidienne, un environnement nouveau ou perturbé et des relations tendues et conflictuelles avec les proches.

Il est abondamment décrit dans la littérature scientifique que l'utilisation de somnifères ou d'anxiolytiques est une solution à court terme qui peut rapidement causer de la dépendance. À l'intérieur de quelques semaines de consommation, la solution devient partie intégrante du problème de sommeil et de repos.

La clé du succès réside surtout dans la modification de l'environnement, des habitudes de vie et des attitudes individuelles. Des relations interpersonnelles satisfaisantes, stimulantes et aidantes sont aussi des ingrédients qui facilitent le sommeil et le repos.

Interventions innovatrices

- S'adonner à une activité physique chaque jour : jardinage, ménage, marche, exercices adaptés, sports divers, au moment où l'on se sent le plus en forme.

53

- Consommer thé, café, boissons gazeuses et chocolat tôt durant la journée, car ce sont des stimulants importants ; limiter la quantité de liquide après 19 heures afin de diminuer les promenades à la salle de bain la nuit ; consommer de l'alcool avec modération, car s'il peut provoquer de la somnolence, il n'assure pas un sommeil continu ; prendre une légère collation avant le coucher, comme des biscuits, des craquelins, un fruit.

- Maintenir un poids santé afin d'éviter la fatigue excessive durant le jour.

- Adopter une méthode de relaxation : méditation, visualisation, lecture, musique, massage, douche ou bain tiède.

- Pour faciliter le sommeil : maintenir une température plutôt fraîche dans la chambre, limiter les bruits environnants, porter des vêtements de nuit amples, ni trop chauds ni trop froids, s'assurer que l'oreiller et le matelas soient fermes et confortables, s'assurer que la literie soit fraîche et non froissée, avoir une veilleuse, éviter d'utiliser le lit comme lieu de lecture ou pour regarder la télé.

- Briser le mythe selon lequel « huit heures » de sommeil sont indispensables pour récupérer. Cette croyance ne tient pas compte des différences individuelles et du processus normal de vieillissement. Dormir suffisamment pour se sentir frais et dispos le matin.

- En soirée, se coucher aussitôt la fatigue ressentie. Après quelques éveils, attendre 15 à 20 minutes avant de retourner dormir.

- Si on éprouve de la difficulté à se rendormir : sortir du lit, aller dans une autre pièce faire une activité calmante, qui incite habituellement à dormir. Sitôt la fatigue ressentie à nouveau, retourner au lit. Si le sommeil ne vient toujours pas, répéter les deux étapes précédentes. Conserver cette routine jusqu'à ce que le sommeil revienne.

- Ne pas essayer de récupérer le sommeil perdu durant la journée suivante : se lever et se coucher à l'heure habituelle, attendre en soirée avant de retourner au lit, éviter les siestes durant le jour et surtout en soirée devant le téléviseur.

- Garder une liste à jour des médicaments et l'utiliser lors des rendez-vous chez le médecin, afin d'éviter les combinaisons incompatibles. Cela pourra aussi aider à établir un horaire qui respecte les habitudes de sommeil.

Si, après avoir mis à l'essai les moyens décrits précédemment, des difficultés sérieuses persistent, il est nécessaire de consulter le médecin traitant afin d'évaluer le problème de sommeil, son étendue, les facteurs aggravants, les activités quotidiennes et les médicaments suggérés. Une consultation, en clinique, d'un spécialiste des désordres du sommeil est parfois souhaitable. L'important à garder en tête est qu'une discussion ouverte à ce sujet peut déjà s'avérer une certaine source de soulagement.

Exercices

L e traitement de la maladie de Parkinson repose sur plusieurs facteurs, dont l'intégration d'un programme d'exercices afin de prévenir, de retarder ou d'amoindrir les impacts fonctionnels engendrés par la maladie. De plus, le fait de faire de l'exercice augmente la confiance en soi, et procure un sentiment de bien-être général qui a une influence directe sur l'ensemble de la qualité de vie. Les fonctions et bénéfices de l'exercice sont donc multiples, parce qu'ils permettent :

- d'améliorer la flexibilité musculaire, l'amplitude articulaire, la coordination, l'équilibre, la marche, l'élocution, et la dextérité ;
- de renforcer les muscles extenseurs, qui aident entre autres à garder le dos droit pour prévenir la force accrue des muscles fléchisseurs ;
- d'agir sur la rigidité et les problèmes posturaux ;
- de diminuer la fatigabilité ;
- de favoriser la détente des muscles et de soulager les crampes ;
- d'agir sur certains problèmes associés à la maladie tels le stress, la dépression, l'insomnie, la constipation ;
- de maximiser l'effet thérapeutique de la médication.

Quel programme d'exercices choisir ?

Avant de s'engager dans un programme d'exercices, il est essentiel de faire évaluer sa condition par un professionnel de la santé. Il pourra ainsi établir un programme personnalisé, qui respectera la condition de chacun.

Parmi les exercices recommandés aux personnes atteintes de la maladie de Parkinson, on note les exercices de respira-

tion, de gymnastique faciale, d'étirement, de posture, d'assouplissement, de renforcement, de coordination, d'aérobie,
d'équilibre, de motricité fine et de relaxation.

Quel est le meilleur moment pour faire les exercices ?

Idéalement, les exercices doivent être faits lorsque la médication est la plus efficace. Le matin est souvent le moment privilégié pour un programme d'exercices complet. Cependant, la
gymnastique faciale peut très bien se faire en regardant la
télévision ou en attendant à un feu rouge. De petites séances
d'exercices peuvent également être planifiées tout au cours de
la journée afin d'éviter de longues périodes d'inactivité et de
favoriser la relaxation et la détente.

Est-il recommandé de faire régulièrement de l'exercice ?

La clé de la réussite d'un programme d'exercices réside dans
sa régularité. Pouvoir intégrer une séance d'une trentaine de
minutes dans sa routine quotidienne demeure la situation souhaitable. Si cette situation semble trop exigeante, s'y adonner
trois fois par semaine représente un compromis acceptable.
Afin de ne jamais dépasser ses limites personnelles, il importe
de s'adonner à des périodes de repos durant une séance
d'exercices ; ces pauses permettront d'éviter la fatigue ou la
douleur.

Comment arriver à maintenir une routine d'exercices ?

Pour les plus disciplinés, qui réussissent à maintenir un programme d'exercices, seuls, à domicile, il existe des cassettes
vidéo s'adressant spécifiquement aux personnes atteintes de la

maladie de Parkinson. Elles sont disponibles par l'intermédiaire de la Société Parkinson du Québec. Un fond musical entraînant peut également rendre l'exécution des exercices plus intéressante.

Cependant, le fait de faire des exercices en groupe semble être la méthode la plus stimulante et garante de succès à long terme. Cette routine régulière, supervisée par un professionnel, est populaire auprès de ceux et celles qui apprécient le soutien et la présence de personnes vivant des problèmes semblables aux leurs. Il est possible de participer à des activités du genre, réservées aux personnes atteintes de la maladie de Parkinson, en contactant la Société Parkinson du Québec.

Comment profiter au maximum de ces activités planifiées ?

- Enfiler des vêtements confortables ;
- porter des souliers fermés, à talons plats, ne jamais porter de pantoufles ;
- respirer profondément durant les exercices ;
- cesser l'exercice si une douleur apparaît.

Profiter de la vie en continuant à pratiquer ses activités favorites

Pour bien profiter de la vie, il est très important de continuer à pratiquer les activités et les sports qui procurent de la satisfaction et du plaisir. Plutôt que de se priver de ces activités, il vaut mieux songer à des adaptations possibles qui permettront d'éviter la fatigabilité et rendront leur réalisation plus sécuritaire. L'utilisation d'une voiturette de golf ou le choix de faire un parcours raccourci de neuf trous permettent de continuer à jouer sans s'épuiser. Faire des exercices d'aérobie aquatique et nager dans la partie moins profonde de la piscine sont d'autres suggestions. Avant de songer à abandonner une activité, il est préférable de regarder comment il est possible de la modifier pour conserver le plaisir de se faire plaisir.

Est- il recommandé de faire :

de la bicyclette stationnaire, du tapis roulant ?

Les appareils d'entraînement doivent être utilisés avec discernement et précaution. Lors de l'utilisation de la bicyclette stationnaire ou du tapis roulant, il faut faire attention à la posture fléchie du tronc vers l'avant et favoriser un maintien droit du dos en tout temps. Afin d'éviter les chutes, l'assistance d'une autre personne peut être nécessaire.

du taï-chi ?

Il est reconnu que la pratique du taï-chi est une forme d'exercices profitable pour les personnes atteintes de la maladie de Parkinson, car il favorise la concentration, la coordination et l'équilibre. Certaines personnes apprécient cette gymnastique chinoise pour la même raison qui en amène d'autres à l'abandonner, c'est-à-dire la lenteur d'exécution des gestes. C'est une activité qui se pratique également en position assise.

du yoga ?

Le yoga propose des routines d'exercices qui intègrent des principes de respiration à des étirements afin d'entraîner un bien-être et une détente. Les personnes atteintes de la maladie de Parkinson forment donc une clientèle susceptible de bénéficier de ce type d'exercices. Cependant, certaines positions de cette discipline traditionnelle indienne sont particulièrement exigeantes et relèvent presque de la contorsion ; à chacun de choisir ce qui peut être réalisé en toute sécurité.

Programme d'exercices

Exercices de souplesse :

Pour accomplir les tâches quotidiennes, il est important d'avoir une bonne souplesse articulaire et musculaire. Au début d'une période d'activités physiques, il est préférable de commencer par des mouvements qui n'exigent pas une grande intensité de travail, mais qui permettent de lutter contre la raideur musculaire typique chez les personnes vivant avec la maladie de Parkinson. Les exercices suivants sont très recommandés.

EXERCICE 1

En position assise ou debout :

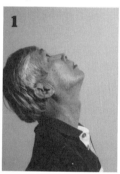 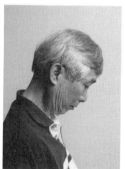 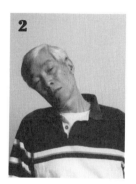

1. faire des mouvements lents de flexion et d'extension de la tête ;
2. effectuer une flexion latérale de la tête, de gauche à droite ;
3. exécuter des mouvements du menton de l'avant à l'arrière ;
4. terminer par une flexion et un redressement du tronc.

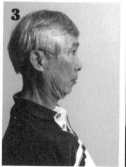 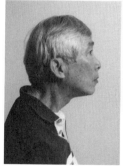

Répéter 10 fois chaque mouvement. Augmenter ou diminuer la fréquence selon la tolérance.

EXERCICE 2

En position assise ou debout :

1. plier les bras, à l'aide d'un bâton ;
2. étendre les bras, à l'aide d'un bâton ;

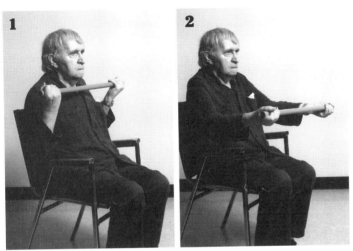

Répéter 10 fois chaque mouvement. Augmenter ou diminuer la fréquence selon la tolérance.

EXERCICE 3

En position assise :

1. faire une flexion et une extension des genoux ;
2. pointer et tirer les pieds.

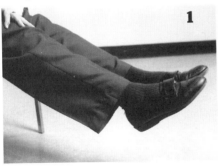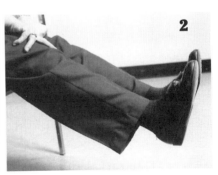

Répéter 10 fois chaque mouvement. Augmenter ou diminuer la fréquence selon la tolérance.

Exercice d'étirement :

Dans un deuxième temps d'une période d'activités physiques, il est recommandé de maintenir une position favorisant l'étirement des muscles qui seront sollicités par la suite pour un travail plus intense. Le relâchement musculaire qui se produit après l'étirement est particulièrement bénéfique aux personnes atteintes de la maladie de Parkinson. Ces exercices sont surtout recommandés pour les muscles fléchisseurs du tronc, des bras et des jambes.

EXERCICE 4

En position debout :

1. placer les bras le long du corps ;
2. joindre les mains au niveau des pectoraux ;

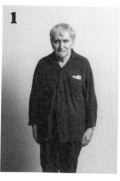
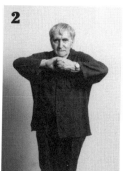

3. amener les bras au-dessus de la tête; garder cette position dix secondes ;
4. séparer les mains et faire une flexion latérale du tronc en gardant la même position.

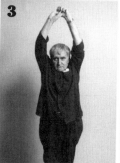
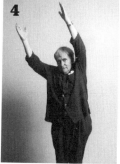

Répéter l'exercice 6 à 8 fois. Augmenter ou diminuer la fréquence selon la tolérance.

Exercice de posture :

La maladie de Parkinson entraîne une posture typique : le tronc est en flexion, la tête est courbée vers l'avant et les genoux sont fléchis, ce qui amène le centre de gravité de la personne vers l'avant. C'est ce centre de gravité qui permet de maintenir ou de changer de position sans risquer de tomber, et ce, au coût d'un effort minimum. Voici un exercice facile à exécuter pour contrer cette situation.

EXERCICE 5

En position debout :

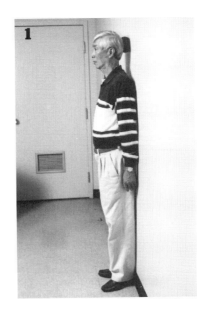

1. appuyer le dos contre le mur en ramenant les omoplates vers l'arrière ;
2. garder la tête bien droite et le menton rentré ;
3. maintenir pendant trente secondes cette position ;
4. relâcher.

Répéter l'exercice 6 à 8 fois. Augmenter ou diminuer la fréquence selon la tolérance.

Pour faciliter l'exercice, on peut placer une petite balle de mousse derrière la tête et la pousser avec la tête contre le mur pour qu'elle demeure en place.

Exercices de coordination :

Pour lutter contre la lenteur et la bradykinésie fréquentes chez les personnes atteintes de la maladie de Parkinson, il est indiqué de faire des exercices qui sollicitent à la fois les bras et les jambes dans une série de mouvements alternés ou opposés en augmentant progressivement la vitesse d'exécution. Ces exercices demandent beaucoup de concentration. Il est plus facile de les faire lentement et de suivre un modèle

EXERCICE 6

En position assise :

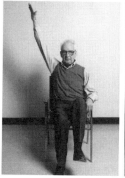
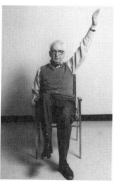

1. lever simultanément le bras gauche de côté en levant le genou droit ;
2. relâcher ;
3. lever simultanément le bras droit de côté en levant le genou gauche ;
4. alterner ces deux mouvements.

Répéter l'exercice 10 à 12 fois. Augmenter ou diminuer la fréquence selon la tolérance.

EXERCICE 7

En position assise :

1. placer les mains sur les cuisses, une paume vers le haut et une paume vers le bas ;
2. dans un mouvement alterné, inverser la position de vos mains ;
3. augmenter progressivement la cadence.

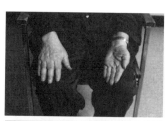
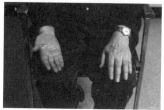

Répéter l'exercice 10 à 12 fois. Augmenter ou diminuer la fréquence selon la tolérance.

Exercices de dextérité manuelle :

Afin de maintenir la dextérité et la force de préhension, il est recommandé de faire des mouvements avec les poignets et les doigts.

EXERCICE 8

En position assise ou debout :

1. pincer chacun des doigts à tour de rôle avec le pouce ;
2. faire ce mouvement de façon alternée : main gauche, main droite ou les deux mains à la fois.

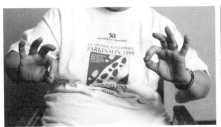 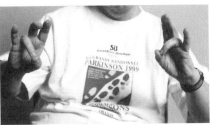

Répéter 10 fois chacun des mouvements. Augmenter ou diminuer la fréquence selon la tolérance.

EXERCICE 9

En position assise ou debout :

1. fermer le poing serré ;
2. ouvrir la main en extension complète ;
3. faire ce mouvement de façon alternée : main gauche, main droite ou les deux mains à la fois.

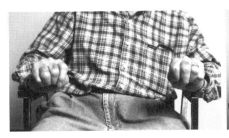 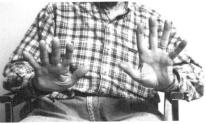

Répéter 10 fois chacun des mouvements. Augmenter ou diminuer la fréquence selon la tolérance.

Exercices de gymnastique faciale et de phonation :

Les personnes atteintes de la maladie de Parkinson ont besoin de faire des exercices faciaux pour améliorer l'expression au niveau du visage. Pour maintenir la capacité d'élocution, il est souhaitable de faire des exercices de phonation. Durant la journée, il est également possible de modifier les activités quotidiennes en exercices : lire à voix haute, chanter ou grimacer en voiture. Une petite brochure spécifique à ce sujet est disponible à la Société Parkinson du Québec.

EXERCICE 10

En position assise ou debout, avec l'aide d'un miroir :

1. sourire exagérément en montrant les dents ;
2. faire semblant de boire avec une paille (aspirer) ;
3. gonfler les joues simultanément ou en mouvements alternés ;

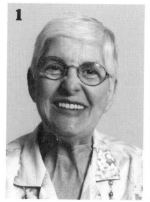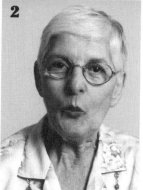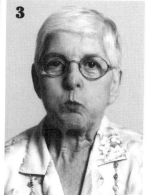

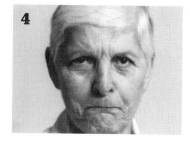

4. froncer les sourcils ;

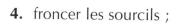

5. étirer la langue de haut en bas et de chaque côté.

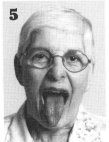 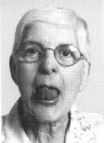 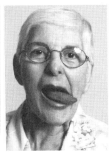 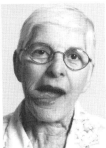

Répéter 10 fois chacun des mouvements.

EXERCICE 11

En position assise ou debout :

1. prononcer le son i ;
2. prononcer le son ou ;
3. faire cet exercice de façon alternée.

Répéter 10 fois chacun des mouvements.

Exercice de marche :

La marche est un très bon exercice. Elle est encouragée en tout temps. Idéalement, une marche de trente minutes par jour est suggérée. Mais de plus courtes périodes selon les capacités sont aussi recommandées. La régularité est préférable aux marches exténuantes occasionnelles.

EXERCICE 12

En position debout :

1. marcher sur place en levant les genoux le plus haut possible ;
2. exagérer les mouvements de balancement des bras de l'avant à l'arrière. Garder la tête droite en regardant au loin ;

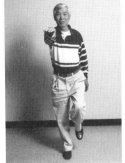 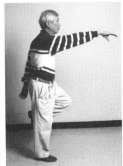

3. accompagner cet exercice d'indices sonores comme dans la marche militaire : prononcer «un, deux ou droite, gauche» pour améliorer la cadence.

Faire cet exercice pendant 2 ou 3 minutes ou plus, selon la tolérance.

Exercices pour améliorer l'équilibre :

L'équilibre repose sur de multiples composantes physiques : la posture, la force musculaire, la mobilité, la vision, la proprioception (sens du positionnement dans l'espace) et le système vestibulaire, qui est responsable des réflexes d'équilibre. Plusieurs de ces éléments sont affectés par la maladie de Parkinson et diminuent la capacité à réagir lors d'un déséquilibre. Au moment de faire des exercices pour améliorer l'équilibre, s'assurer d'avoir un appui stable près de soi en tout temps.

EXERCICE 13
En position debout :

1. les pieds légèrement écartés, balancer les hanches de chaque côté.

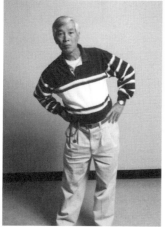 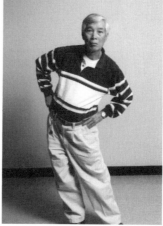

Répéter l'exercice 15 à 20 fois. Augmenter ou diminuer la fréquence selon la tolérance.

EXERCICE 14

En position debout et en s'appuyant sur une chaise :

1. balancer une jambe
   de l'avant à l'arrière ;
2. reprendre l'exercice
   avec l'autre jambe.

Répéter l'exercice
10 fois de chaque côté.

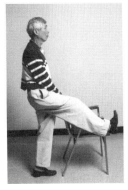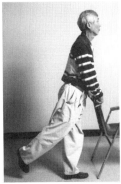

Exercices de renforcement :

L'ajout de poids ou d'une résistance pour augmenter la force physique doit être fait avec précaution. Se souvenir que les objectifs visés sont de favoriser une plus grande amplitude des mouvements et d'améliorer la souplesse articulaire, deux réalités qui tendent à diminuer avec la progression de la maladie. La répétition des exercices favorise le maintien de la force. Ces exercices sont très bénéfiques pour les extenseurs des bras et des jambes.

EXERCICE 15

En position assise, en ajoutant aux poignets des poids de 1 à 2 kilogrammes :

1. étendre et plier le
   bras droit ;
2. refaire l'exercice
   avec le bras gauche.

Répéter l'exercice 10 fois
de chaque côté.

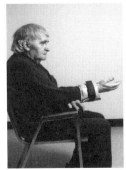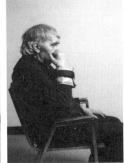

EXERCICE 16

En position assise, en ajoutant aux chevilles des poids de 1 à 2 kilogrammes :

1. étendre et plier la jambe gauche ;
2. refaire l'exercice avec la jambe droite.

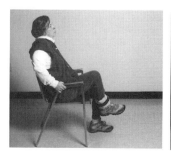 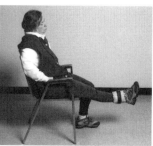

Répéter l'exercice 10 fois de chaque côté.

Exercice de respiration :

Maintenir la capacité respiratoire est primordiale. Apprendre à respirer, ce qui signifie inspirer et expirer profondément, est important pour une bonne oxygénation du corps et pour contrer l'augmentation de la rigidité de la cage thoracique.

1. En position assise ou couchée, inspirer profondément par le nez en gonflant le ventre, puis souffler à fond par la bouche en rentrant le ventre. Poser une main sur le ventre afin de contrôler le mouvement abdominal.

Répéter l'exercice 10 fois.

Exercices d'aérobie :

Spécialement dans les premiers stades de la maladie de Parkinson, il est bien d'inclure des activités plus exigeantes au point de vue cardiovasculaire. Des exercices d'une intensité sous-maximale, qui font appel à la fréquence cardiaque dans une proportion de 50 à 70 %, sont indiqués. Ils permettent de contrer les effets du stress tout en favorisant une bonne forme physique générale.

Exemples : bicyclette, bicyclette stationnaire, danse, sports divers, natation sous surveillance en cas de blocage des pieds (*freezing*) ou en période *off*.

Exercices de relaxation :

Ils provoquent un relâchement de la tension musculaire secondaire à la rigidité. Plusieurs méthodes sont disponibles ; il s'agit de se familiariser avec celle qui apparaît la plus facile et la plus confortable. Apprendre à gérer le stress apporte un bien-être et des bénéfices durables. En position couchée ou assis confortablement, fermer les yeux et essayer d'amener une détente en écoutant une musique douce, en imaginant un endroit ou un moment agréable.

Et la fatigue qui envahit

La maladie de Parkinson entraîne souvent une très grande fatigabilité. Plusieurs facteurs contribuent à engendrer cette situation. La rigidité, la lenteur des mouvements et la dépression en sont les principaux vecteurs. Des principes d'économie d'énergie peuvent être appliqués afin de mener à bien l'ensemble des activités quotidiennes.

Planification d'une journée :

- établir un horaire en acceptant de devoir le modifier en fonction de l'énergie disponible ;
- choisir les tâches importantes à accomplir et en réduire le nombre au besoin ;
- équilibrer les périodes de travail, de loisir et de repos ;
- alterner les activités physiques exigeantes et légères ;
- séparer les tâches à accomplir en séquences. Par exemple, faire chaque jour une partie du « grand ménage », c'est-à-dire seulement une pièce, un mur ou une fenêtre, etc. ;
- accomplir les activités lorsque la médication est la plus efficace et le niveau d'énergie à son plus haut ;

- éviter de combattre inutilement une période *off*, remettre à plus tard la tâche à réaliser ;
- après une période stationnaire prolongée devant la télévision ou l'ordinateur, une longue attente en file à la banque ou en automobile, pratiquer des étirements et des mouvements d'assouplissement pour combattre la rigidité et prévenir la fatigue ;
- déterminer ce qu'il est essentiel de faire, ce qui ne l'est pas et établir ses priorités.

Organisation de l'environnement :

- rendre l'espace de travail fonctionnel et adapté, tel placer les objets les plus utilisés à portée de main ;
- choisir un fauteuil bien ajusté, confortable mais pas trop moelleux, afin de se relever facilement et aisément ;
- rendre sécuritaire l'environnement en ajoutant des rampes, des barres d'appui dans le bain, un siège de douche, etc. ;
- choisir d'effectuer certaines tâches en position assise, comme éplucher et couper des légumes, essuyer la vaisselle et plier le linge ;
- consulter un ergothérapeute au besoin.

Modification de certaines habitudes :

- éviter les déplacements inutiles en utilisant un téléphone sans fil ou cellulaire, un répondeur téléphonique ;
- effectuer des commandes téléphoniques par catalogue ;
- recourir à un service de livraison à domicile pour l'épicerie, la pharmacie, le restaurant ;
- choisir des produits faciles d'usage comme des repas préparés ou surgelés, des légumes congelés, de la salade mixte déjà nettoyée, des vêtements sans repassage, etc. ;
- utiliser de l'équipement sur roulettes tels un chariot à provisions pour les emplettes, un porte-bagages, une desserte dans la cuisine ;
- travailler avec des appareils électriques tels ouvre-boîtes, mélangeur, brosse à dents, rasoir, etc.

Est-il possible de prévenir les chutes ?

Dans la population en général, chez les personnes âgées de plus de soixante-cinq ans, les chutes représentent la première cause des décès liés aux traumatismes. Il est reconnu que les risques de blessures sont plus grands à domicile ou près de la maison que partout ailleurs.

La majorité des chutes se produisent en effectuant des activités normales et habituelles comme se lever du lit, d'une chaise, du siège des toilettes ou encore lors d'un déplacement d'une pièce à l'autre.

Se doter d'un environnement sécuritaire :

Éclairage : boutons accessibles à l'entrée de la pièce, lumière de nuit dans la chambre à coucher, le couloir et la salle de bain pour éviter les ombres et les reflets ;

Planchers : carpettes antidérapantes, tapis solidement fixés, cire antidérapante sur le plancher, éviter toute cause d'encombrement sur celui-ci en rangeant soigneusement les fils électriques, les vêtements, les chaussures ou tout objet dangereux ;

Escaliers : éclairage suffisant, interrupteur en haut et en bas de l'escalier, rampes des deux côtés solidement fixées, première et dernière marches marquées par un autocollant de couleur brillante, marches en bon état et libres de tout objet ;

Cuisine : entreposage des aliments et accessoires à portée de main pour éviter de se pencher et de grimper, petit escabeau sécuritaire, table solide et fixe ;

Salle de bain : barre pour le bain, la douche et les toilettes, tapis de caoutchouc ou autocollants antidérapants dans le bain et la douche, carpette antidérapante, aucune serrure aux portes, en cas d'urgence ;

De nombreux programmes et de la documentation sont disponibles à ce sujet à la Société Parkinson du Québec et auprès des professionnels de la réadaptation (ergothérapeutes).

Marche et déplacement

L a marche est une activité complexe, normalement automatique, qui nécessite une bonne force musculaire, de la souplesse et de la mobilité.

La canne et le déambulateur (*marchette*) : pourquoi ? quand ? comment les utiliser ?

Une aide à la marche, comme la canne ou le déambulateur (marchette), peut être indiquée pour offrir un support supplémentaire lorsque des problèmes d'équilibre apparaissent. Cependant, il faut s'assurer que ces deux outils sont bien utilisés. Une canne, tenue du côté le plus fort, peut être un excellent appui pour supporter le côté le plus faible. Il n'est pas toujours facile, avec l'un ou l'autre de ces appareils, de coordonner les mouvements et de garder une démarche rythmée. Aussi, il est fortement recommandé de consulter un physiothérapeute pour évaluer sa condition physique et apprendre à exécuter les premiers pas avec ces nouveaux compagnons. Plusieurs utilisent la canne à l'extérieur seulement ou de façon saisonnière. L'hiver, lors de la marche à l'extérieur, il est nécessaire d'installer un embout pic à glace à l'extrémité de la canne.

L'ajustement de la hauteur de la canne ou du déambulateur (marchette) se fait debout, avec ses souliers, en se tenant bien droit, les bras allongés le long du corps. L'appui-main doit alors se trouver à la hauteur du poignet.

Dans certains cas, par suite de la recommandation d'un professionnel de la santé : physiothérapeute, ergothérapeute, neurologue, orthopédiste, le déambulateur (marchette) peut être fournie par la RAMQ.

Il est important, pour se déplacer en toute sécurité, d'avoir des chaussures confortables ajustées à la forme de ses pieds, avec des semelles flexibles et des talons bas. Ne jamais marcher avec seulement des chaussettes et ne jamais porter des pantoufles trop larges.

Enfin, certaines personnes atteintes de la maladie de Parkinson présentent un phénomène particulier lors de la marche, que l'on nomme festination. Il s'agit de petits pas précipités vers l'avant, que l'on ne peut contrôler.

Phénomène de blocage (*freezing*)

Avec la maladie de Parkinson, diverses situations, comme entreprendre les premiers pas, franchir un cadre de porte, utiliser un escalier mobile ou une porte pivotante, peuvent devenir laborieuses ou difficiles. C'est pourquoi il est important de se familiariser avec des techniques qui faciliteront l'amorce de tels mouvements :

- rester calme ;
- prendre une bonne respiration ;
- ramener les talons vers l'arrière pour bien appuyer le pied complet ;
- se concentrer sur une seule chose : lever un genou bien haut.

D'autres moyens peuvent aussi s'avérer efficaces :

- compter « 1-2-3 go » en faisant des pas énergiques ;
- imaginer un obstacle sur le sol et essayer de l'enjamber ;
- se balancer d'un côté et de l'autre ou d'avant en arrière ;
- se taper la cuisse, en se concentrant, pour commencer l'exécution d'un mouvement ;
- fredonner un air rythmé.

Il peut arriver que ce phénomène survienne lorsque la médication ne fait plus effet. Prendre note des périodes où les mouvements sont limités de même que leur durée et leur fré-

quence. Inscrire l'heure de la médication et décrire son efficacité. Ces informations aideront le médecin à ajuster les
traitements médicamenteux si nécessaire.

Comment faire un transfert plus facilement à partir d'un fauteuil, d'un lit, d'une voiture ?

Pour s'asseoir et se lever d'un **fauteuil** plus aisément, il faut
s'assurer premièrement qu'il n'est pas trop profond, trop bas
ou trop moelleux et qu'il a des appuis-bras. De bonnes
chaussures donnent un appui solide.

Pour s'asseoir :

- se placer dos au fauteuil et tenir les pieds écartés ;
- reculer jusqu'à ce que les jambes touchent le fauteuil ;
- se pencher vers l'avant et plier les genoux ;
- appuyer les mains sur les accoudoirs ou sur le siège ;
- reculer le fessier et descendre doucement tout en restant penché vers l'avant ;
- s'asseoir bien au fond du fauteuil.

Pour se lever :

- appuyer les mains sur les accoudoirs ou sur le siège ;
- avancer le fessier jusqu'au milieu du siège ;
- reculer et écarter les pieds ;
- se pencher vers l'avant ;
- se lever en poussant sur les pieds et les mains tout en gardant son poids vers l'avant, puis se redresser ;
- faire de petits mouvements de balancement ou dire à voix haute « 1-2-3 go » ;
- se tenir droit pendant quelques secondes avant de se déplacer.

Pour se relever d'un **lit,** il est préférable d'être couché de côté sur le bord du lit et de pousser avec le coude, l'avant-bras et l'autre main. Amener les jambes dans un mouvement de balancement à l'extérieur du lit. S'asseoir et compléter le mouvement comme pour se lever d'une chaise. Des draps et vêtements de satin peuvent améliorer la mobilité au lit.

Pour monter dans une **voiture**, il est recommandé de s'asseoir d'abord, puis de mettre les deux jambes à l'intérieur. Pour sortir, pivoter les deux jambes à l'extérieur tout en restant assis, puis suivre les mêmes étapes que pour se lever d'un fauteuil. S'asseoir sur un sac de plastique peut aider à se tourner plus facilement.

Alimentation

L'alimentation peut s'avérer un allié précieux dans le maintien d'une bonne santé générale. Il est important de maintenir un apport alimentaire adéquat en quantité et en qualité dans le but :

- d'atteindre ou de maintenir un bon état nutritionnel ;
- de conserver ou d'atteindre un poids santé (le plus près possible de la normale) ;
- de maintenir un niveau d'énergie optimal ;
- de maintenir une force musculaire adéquate ;
- de réduire la susceptibilité aux infections.

Il est parfois nécessaire de modifier l'alimentation pour surmonter les problèmes de déglutition (voir la section *Troubles de la déglutition*), favoriser une meilleure efficacité des médicaments ou en réduire les effets secondaires. Pour planifier adéquatement un régime personnalisé, lorsque ces problèmes se produisent, il ne faut pas hésiter à consulter une ou un nutritionniste.

Problèmes nutritionnels fréquents reliés à la maladie de Parkinson

1) Perte de poids
On constate fréquemment un amaigrissement involontaire important et proportionnel à la gravité de la maladie. Cette perte de poids est reliée à la fois à une alimentation insuffisante et à une augmentation de 20 à 35 % de la dépense en énergie.

Causes possibles de l'augmentation des besoins énergétiques :

- rigidité musculaire ;
- tremblements ;

- mouvements involontaires reliés à la prise de certains médicaments.

Causes possibles d'une alimentation insuffisante :

- fatigabilité lors de la préparation des repas ;
- perte d'appétit ;
- difficulté à mastiquer et à avaler ;
- difficulté à préparer les aliments et à les porter à sa bouche ;
- perturbation du sens du goût et de l'odorat reliée à la maladie elle-même.

Pour stimuler l'appétit :

- présenter des plats attrayants, on mange tout d'abord avec les yeux ;
- manger en bonne compagnie ;
- bien assaisonner les mets ; herbes, épices, sauces, etc. ;
- manger plus fréquemment, prendre de petits repas et compléter avec des collations nutritives ;
- favoriser des aliments nutritifs et énergétiques en enrichissant au besoin les mets de crème, de beurre, de margarine, de mayonnaise, de miel, de mélasse, de sirop ;
- avoir recours à des plats cuisinés et autres aliments préparés si la préparation des repas pose problème : obtenir de l'aide du CLSC, de la popote roulante, faire affaire avec un traiteur ;
- prendre au besoin des suppléments de multivitamines et minéraux, un substitut de repas tel que Ensure, Déjeuner instant Carnation, Boost, Ressource, Nubasics, sous forme de pouding, de breuvage ou de barre ;
- limiter la fatigue reliée au repas en choisissant des aliments faciles à mastiquer et demander de l'aide pour couper la viande, beurrer le pain, etc.

2) Constipation

La constipation est un effet secondaire de la maladie elle-même, mais elle peut aussi être accentuée par la prise de certains médicaments. Pour résoudre le problème il faut :

Consommer des aliments riches en fibres tous les jours tels que :

- céréales de son contenant plus de 10 g de fibres par portion ;
- pains et autres produits de boulangerie à grains entiers ;
- fruits frais et séchés ;
- légumes crus de préférence, mais aussi cuits ;
- noix et graines, moulues si nécessaire, comme arachides, amandes, graines de tournesol ;
- légumineuses telles que soupe aux pois, fèves au four, lentilles.

Boire beaucoup de liquide

Un minimum de 6 à 8 tasses par jour, sous diverses formes : eau, jus, bouillons, tisanes, lait, etc.

3) Interaction entre les aliments et les médicaments

La lévodopa est absorbée au niveau intestinal. Plus elle reste longtemps dans l'estomac, plus sa destruction est importante. Pour favoriser son absorption et ainsi maximiser son efficacité : Prendre la dose 30 à 60 minutes avant le repas.

Si la lévodopa ou d'autres médicaments occasionnent des nausées ou des dyskinésies lorsqu'ils sont pris l'estomac vide, les prendre avec un aliment faible en protéines comme un craquelin, un fruit ou un jus. Éviter de les prendre avec des aliments riches en protéines tels que le lait, les viandes, le poisson ou immédiatement après un repas très gras ou riche en fibres.

Depuis 1975, plusieurs recherches ont démontré que le contenu en protéines du régime alimentaire ainsi que le moment où les aliments riches en protéines (viandes, volailles, poisson, produits laitiers, noix, graines et légumineuses) sont consommés peuvent réduire ou ralentir de façon importante l'absorption de la lévodopa, diminuant ainsi son effet thérapeutique.

Les protéines alimentaires ont un effet compétitif avec ce médicament. En d'autres mots, lorsque le sujet parkinsonien mange des aliments riches en protéines, le médicament peut être moins efficace. Pour permettre au médicament de mieux agir, particulièrement en période où l'on veut être plus actif, il est recommandé de limiter l'apport en protéines. Afin toutefois de ne pas mettre en péril l'état nutritionnel, en provoquant des carences, il faut compenser la diminution de la consommation d'aliments riches en protéines en augmentant la proportion des glucides, c'est-à-dire des sucres, dans l'alimentation. Les aliments riches en glucides favorisent la sécrétion d'insuline ; celle-ci diminue le taux de certains constituants des protéines dans le sang, réduisant ainsi la compétition entre ces derniers et la lévodopa.

Une alimentation faible en protéines et riches en glucides peut, dans certains cas, augmenter l'absorption de la lévodopa au point d'entraîner l'augmentation de ses effets secondaires. Dans ce cas, on réduira les doses du médicament. Cette diète peut aussi permettre de réduire les fluctuations motrices et d'augmenter la durée d'action de la lévodopa, ce qui allongera les périodes de mobilité adéquate.

Divers types de modifications sont possibles pour réduire l'apport en protéines. Il est toutefois préférable de s'adresser à une ou un nutritionniste qualifié avant de s'aventurer dans la planification d'un tel régime. Ce dernier, suivi de façon inadéquate, peut être inefficace ou, pire, occasionner des carences nutritionnelles importantes : risque accru de déficience en protéines, en calcium, en vitamines D, B_2 et fer.

Diète à apport modifié en glucides et protéines (régime 7 : 1)

La combinaison des glucides (sucres) et des protéines, semble être la plus efficace chez environ les deux tiers des patients présentant des fluctuations associées à la prise de la lévodopa, est le régime communément appelé 7 : 1. Une fois les besoins caloriques établis, chaque repas, chaque collation est équilibrée de sorte que la quantité de glucides consommée soit proportionnellement plus élevée que les protéines, et ce, dans un ratio d'au moins 7 grammes de glucides pour 1 gramme de protéines. Cette approche peut réduire les effets secondaires indésirables du médicament. Un ratio de 6 :1 ou même de 5 :1 peut aussi être bénéfique pour diminuer le phénomène d'épuisement de fin de dose (voir fluctuations motrices et dyskinésies).

Le régime 7 : 1 permet le maintien d'habitudes alimentaires plus près de la normale pour la plupart des gens, car de petites portions de viande, ou l'équivalent, peuvent être consommées à chaque repas. Les repas végétariens qui ont comme source de protéines le tofu ou les légumineuses sont à privilégier, car, dans ce cas, le rapport entre les glucides et les protéines est naturellement optimal.

Sources importantes des glucides (sucres)
Pains, riz, céréales, pâtes alimentaires, jus de fruits et fruits, sucre blanc, sirop, cassonade, miel et desserts sucrés tels que tartes, gâteaux, biscuits sucrés, viennoiseries, sorbets et crème glacée.

Sources importantes des protéines
Viandes, volailles, poissons, œufs, légumineuses, lait et autres produits laitiers tels que les fromages et le yogourt.

Le menu suivant respecte cet équilibre particulier entre protéines et glucides.

Exemple de menu 7:1

Heure	Quantité	Aliments
8 h	1 t (250 ml) 2 c. soupe (30 ml) 1 tranche 1 t (250 ml) 1 oz (30 g) ou 1 c. soupe (15 ml)	Céréales chaudes ou froides Cassonade ou sucre ou miel Pain grillé avec beurre et miel Jus de fruits Fromage Beurre d'arachide
10 h 30	1 t (250 ml) 1 1 c. soupe (30 ml)	Lait ou yogourt Fruit frais Miel ou sirop
13 h	1 t (250 ml) 1-2 tranches 2 oz (60 g) 1 t (250 ml) 1 t (250 ml) 3 c. soupe (45 ml) 1 portion 1 t (250 ml)	Féculent : pommes de terre, nouilles ou riz Pain avec beurre ou margarine Viande, volaille, poisson ou 2 œufs Légumes crus ou cuits Jus de fruits Sirop, mélasse, miel ou confiture Dessert sucré : pâtisserie, crème glacée, fruits en conserve ou fruit frais Thé ou café avec sucre
15 h 30	1 t (250 ml) 1 1 c. soupe (30 ml)	Lait ou yogourt Fruit frais Miel ou sirop
18 h	Similaire au dîner	
20 h 30	1 t (250 ml) 1 1 c. soupe (30 ml)	Lait ou yogourt Fruit frais Miel ou sirop

Ce régime n'est toutefois pas recommandé dans les cas de malnutrition sévère, puisqu'il serait difficile de combler les besoins essentiels en protéines sans avoir à augmenter démesurément l'apport en calories. Il est aussi peu indiqué dans les cas de diabète, de maladies pulmonaires, d'hypertriglycéridémie et de surpoids important. Encore moins lorsqu'une perte de poids est souhaitée, puisqu'il est pratiquement impossible de maintenir l'équilibre recommandé sans l'ajout d'aliments très sucrés en quantité significative.

4) Prise de suppléments de vitamines et de minéraux

La prise de suppléments n'est pas recommandée d'emblée et doit tenir compte de l'ensemble de l'alimentation. Si un supplément est toutefois prescrit, voici certaines particularités dont il faut tenir compte.

Fer
Le fer en supplément risque de réduire l'efficacité de la lévodopa.
- Éviter de prendre un supplément de fer en même temps qu'un comprimé de Sinemet®.
- Prendre le supplément de fer en soirée.

Calcium et vitamine D
Le risque de chutes associées aux troubles d'équilibre augmente l'incidence de fracture de hanche. Par ailleurs, la densité osseuse des personnes atteintes de Parkinson est inférieure à la normale et l'incidence d'ostéoporose, une maladie où les os sont plus fragiles, est plus élevée. Le calcium et la vitamine D jouent un rôle important dans le maintien d'une santé osseuse optimale.

- Prendre de trois à quatre portions de produits laitiers par jour.
- À défaut de produits laitiers, prendre quotidiennement un supplément de 1200-1500 mg de calcium et 400-800 UI de vitamine D.

5) Antioxydants

La vitamine C et E, le sélénium, et le bêta-carotène sont connus pour être des antioxydants. Ces éléments tout comme d'autres produits au rayon des produits naturels tels que coenzyme Q10, NADH ont déjà été cités comme ayant la capacité de ralentir la progression de la maladie de Parkinson. Jusqu'à maintenant, aucune étude n'a encore démontré de façon scientifique que ces produits permettent effectivement un ralentissement de la progression de la maladie.

Conduite automobile

L a conduite automobile représente une activité importante de la vie moderne. Elle constitue toutefois une
tâche complexe qui fait appel à un ensemble d'habiletés
visuelles, cognitives et motrices.

Il est important, lorsqu'on est au volant d'une voiture, de
pouvoir détecter et évaluer adéquatement la présence, la
vitesse et la direction d'un autre objet dans l'environnement. Il
faut être conscient de la situation globale afin d'anticiper
certains événements comme le ralentissement possible de la
circulation. Réagir vite et bien lorsqu'un obstacle inattendu
doit être évité est aussi capital. La personne en cause doit non
seulement être capable d'attention et d'analyse, mais elle doit
pouvoir démontrer une capacité d'autocritique suffisante pour
évaluer ses qualités de conductrice ou de conducteur. Les
manœuvres exécutées durant la conduite automobile
nécessitent une bonne coordination des membres et des
mouvements rapides et précis afin que le volant, les pédales et
les clignotants soient utilisés de façon sécuritaire.

Les manifestations cliniques de la maladie de Parkinson
peuvent affecter la capacité de conduire un véhicule
automobile. De plus, certains médicaments utilisés pour
traiter les symptômes de la maladie peuvent entraîner la
somnolence, l'insomnie ou des attaques de sommeil. Il est
donc fortement déconseillé de prendre le volant dans ces
circonstances.

Certaines personnes atteintes de la maladie de Parkinson
rapportent avoir expérimenté la sensation du pied figé sur le
frein lors d'un arrêt à un feu rouge ou au coin d'une rue et
disent avoir été incapables de le bouger pour actionner
l'accélérateur. Le stress ressenti était augmenté par le bruit des
klaxons des voitures qui les suivaient.

Si on soupçonne des difficultés à conduire un véhicule de façon sécuritaire, il est souhaitable d'en discuter avec son entourage et son médecin. Il est même possible d'être rassuré sur ses capacités à conduire en consultant un ergothérapeute spécialisé en évaluation fonctionnelle de la conduite automobile, dans le réseau de santé public ou en pratique privée (voir « ressources » sous ergothérapie »). Il est important d'être attentif aux messages envoyés par les proches. Se sentir moins en contrôle ou perturbé par des dyskinésies, voilà des facteurs dont il faut absolument tenir compte avant de prendre le volant. Réévaluer périodiquement ses capacités à conduire une voiture est aussi une responsabilité qui incombe à toute personne détentrice d'un permis de conduire.

Il est parfois nécessaire de recourir à de nouveaux moyens pour se déplacer. Est-ce que des membres de l'entourage ou de la famille sont prêts à rendre service ou à offrir de voyager avec eux ? Est-il possible d'utiliser les transports en commun ? le transport adapté ? de prendre un taxi ? Certains organismes communautaires proposent aussi les services de chauffeurs bénévoles pour faciliter l'accès aux rendez-vous médicaux, par exemple.

Toute personne qui vient de recevoir un diagnostic de maladie chronique, qu'elle soit diabétique, cardiaque ou atteinte de la maladie de Parkinson, a la responsabilité d'aviser la Société d'assurance automobile du Québec de l'existence de sa maladie. Elle doit le faire dans les trente (30) jours qui suivent le diagnostic, tel que le stipule l'article 95 du Code de la sécurité routière. Le formulaire de renouvellement du permis de conduire comporte d'ailleurs une section « déclaration de maladie ou de déficit fonctionnel ». Il est possible d'obtenir un formulaire en téléphonant au Service médical de la SAAQ, sans frais, au 1-800-561-2858 ou en se présentant à un centre de service de la SAAQ. Il est très important de noter qu'il s'agit essentiellement d'une déclaration et que cela n'entraîne pas automatiquement une suspension du permis de conduire.

Micrographie

L a micrographie est un trouble de l'écriture souvent présent dès le début de la maladie de Parkinson. Elle se caractérise par une écriture qui devient de plus en plus petite à mesure que la main progresse vers la fin d'une ligne et d'une ligne à l'autre. La micrographie peut donc affecter la vie sociale et professionnelle lorsqu'elle nuit à la communication écrite.

La vitesse de l'écriture, la grosseur des caractères et la lisibilité des mots peuvent être influencées à divers degrés par une association d'akinésie et de rigidité. L'écriture peut n'être que légèrement ralentie ou micrographique et tous les mots rester lisibles. Mais elle peut être perturbée au point que la phrase complète soit illisible. Des exercices spécifiques, qui font appel au relâchement musculaire, à la coordination des mouvements du poignet et des doigts, à la rééducation des mouvements de l'écriture, peuvent aider à ralentir la progression de ce phénomène.

En rééducation, l'emphase est mise sur l'exagération de l'amplitude du mouvement et de la grosseur des lettres à tracer. On peut, par exemple, mimer dans les airs le tracé d'énormes « 0 » ou de « 8 ». Plusieurs autres techniques sont disponibles pour tenter de contrer le patron de micrographie.

L'utilisation d'un papier quadrillé ou ligné peut favoriser un meilleur alignement et une plus grande régularité dans la formation des caractères. Dans certains cas, il suffira d'interrompre la phrase en cours, si l'écriture rapetisse trop, et de reprendre après une pause. Dans d'autres circonstances, lorsque les mouvements de la main et des doigts sont trop limités, une plus grande sollicitation de l'épaule pour former les caractères pourra aussi donner de bons résultats.

L'écriture en lettres détachées peut remplacer l'écriture cursive lorsque celle-ci devient trop difficile. Le choix des crayons peut influencer la fluidité de l'écriture. Des stylos qui glissent facilement sur la feuille et qui offrent une prise facile sont recommandés.

En résumé, il est important de s'entraîner régulièrement, sur différentes surfaces, en utilisant du matériel stimulant et varié. Et surtout, malgré les changements constatés dans son écriture et les difficultés rencontrées, continuer à communiquer par écrit avec ses proches si on le désire.

Que faire en cas d'hospitalisation ?

I peut arriver que la personne atteinte de la maladie de Parkinson soit admise à l'hôpital pour une intervention prévue à l'avance, telle une hospitalisation d'une journée, soit pour commencer un nouveau traitement, soit pour faire ajuster ses médicaments parce que les symptômes sont devenus difficiles à contrôler, soit encore pour une situation urgente. À son arrivée, plusieurs informations importantes sont à communiquer à l'équipe médicale et soignante, afin de permettre au personnel de planifier adéquatement ses traitements, ses soins de même que son congé de l'hôpital. Il est conseillé de porter un bracelet Médic-Alert ou de conserver dans son portefeuille une liste toujours à jour des éléments suivants :

Informations personnelles

1. Nom, adresse et numéro de téléphone
2. Date de naissance et numéro de carte d'assurance maladie
3. Occupation
4. Langues parlées
5. Religion et rituels à respecter
6. Personnes à contacter en cas d'urgence et numéros de téléphone
7. Maladies connues
8. Médicaments actuels : nom, dosage, fréquence, comment les administrer
9. Allergies connues (médicaments, nourriture, produits chimiques, etc.)

D'autres données seront tout aussi essentielles à transmettre verbalement à l'équipe de santé. Ces informations touchent plus particulièrement les conditions de santé de la personne, ses habitudes de vie quotidiennes ainsi que ses besoins prioritaires.

Admission et planification du congé

1. Problèmes principaux
2 Début des signes et symptômes, intensité et durée
3. Traitements et solutions apportés
4. Réactions principales et résultats obtenus
5. Soutien, environnement et ressources disponibles
6. Activités de la vie quotidienne et domestique

Mobilité

1. Communication et expression faciale
2. Signes et symptômes prédominants
3. Difficultés particulières
4. Mouvements fins et coordination
5. Marche et transferts
6. Blocages, pertes d'équilibre, chutes
7. Fluctuations motrices (on - off) et dyskinésies
8. Assistance requise et équipement nécessaire

L'hospitalisation d'une personne atteinte de Parkinson nécessite des précautions particulières. Le neurologue traitant devrait être consulté en ce qui a trait à la prise des médicaments antiparkinsoniens avant et après une procédure chirurgicale.

De plus, l'utilisation de narcotiques ou d'analgésiques pour le contrôle de la douleur en période postopératoire requiert toujours beaucoup de vigilance, en raison de la confusion et des hallucinations qu'ils peuvent provoquer. Il est reconnu que l'administration de Démérol® devrait être évitée et que la morphine est généralement mieux tolérée.

Si une personne doit exceptionnellement s'abstenir de prendre ses médicaments antiparkinsoniens pendant près de 12 heures à cause d'une intervention chirurgicale, elle devrait être inscrite en premier lieu sur la liste opératoire afin de ne pas rester trop longtemps sans prendre sa médication.

Après l'intervention, dès que la personne peut s'asseoir et avaler sans danger, elle devrait recevoir, s'il y a lieu, sa lévodopa (Sinemet® ou Prolopa®). Cette médication est très importante, car son utilisation permet d'éviter les complications liées à l'immobilité : la formation de caillots, la pneumonie, les lésions de pression, la constipation, etc. Par la suite, dès que la condition de la personne le permet, les autres médicaments antiparkinsoniens devraient également être administrés.

Si la personne doit subir une intervention chirurgicale majeure, thoracique, cardiaque ou gastrique par exemple, ou si elle demeure inconsciente ou sous sédation pendant une période prolongée, une sonde naso-gastrique devrait être mise en place pour permettre l'administration de la lévodopa. Cette pratique est nécessaire, car aucun médicament antiparkinsonien ne peut être administré par injection ou suppositoire. Elle est aussi essentielle afin de prévenir les complications énumérées au paragraphe précédent.

Après l'intervention, lorsque la personne est de nouveau alerte, elle peut demander à l'équipe de santé l'autorisation de s'administrer elle-même ses médicaments antiparkinsoniens. Ainsi elle contrôlera mieux le temps d'administration et les doses nécessaires pour maintenir les symptômes à un niveau plus optimal.

Le congé de l'hôpital devrait toujours être soigneusement planifié afin que le retour se fasse dans des conditions sécuritaires. La personne a-t-elle des besoins spécifiques en termes de diète, d'exercices, de convalescence, d'hébergement, d'installations ou d'équipements spéciaux, de services d'aide à domicile, etc. ? Quel sera son régime médicamenteux à sa sortie de l'hôpital ? Quels sont les médicaments à prendre ? quand ? comment ? pourquoi ? Y a-t-il des conseils précis ou des recommandations à suivre après le congé ? Y aura-t-il un suivi assuré par des membres de l'équipe de santé ? Des rendez-vous avec les médecins ou autres professionnels de la santé doivent-ils être pris à l'avance ? Ces questions devraient être clarifiées avant de quitter l'hôpital et les mesures jugées nécessaires devraient être adéquatement coordonnées. Plus l'inquiétude et le stress associés au congé de l'hôpital seront limités, mieux se déroulera la période de rétablissement.

Parkinson et vaccination

A vec l'arrivée de l'automne viennent les rhumes, les grippes et les pneumonies. Pour les personnes vivant avec le Parkinson, il est fortement recommandé de prévenir ces problèmes respiratoires et les complications qui peuvent en résulter, par la vaccination.

Au Québec, la campagne de vaccination contre la grippe et la pneumonie se déroule habituellement de la fin d'octobre à la fin de janvier. Les vaccins sont disponibles dans les CLSC, les cliniques médicales et certains centres hospitaliers. Il suffit de prendre rendez-vous.

Pour contrer la peur associée aux injections et prévenir la douleur, voici quelques suggestions qui pourront être utiles.

- Trente minutes avant la vaccination, prendre deux comprimés d'acétaminophène (Tylenol®, Atasol®). Ils soulagent la douleur et préviennent la fièvre associée parfois à la vaccination. Après l'injection, prendre deux comprimés tous les quatre à six heures si la fièvre persiste. Consulter un médecin si la fièvre dure plus de vingt-quatre heures.

- Il existe sur le marché des compresses analgésiques (EMLA®) qui peuvent diminuer la sensation de douleur lors de la vaccination. Elles sont faciles à utiliser et disponibles sans prescription. Il suffit d'appliquer la compresse sur la région à injecter une heure avant le vaccin. Il faut la retirer au moment de l'injection.

- Après la vaccination, s'il y a une légère enflure ou une rougeur au site d'injection, appliquer une compresse d'eau froide et la changer régulièrement. Si l'enflure et la rougeur persistent, si elles sont accompagnées de démangeaisons, consulter un médecin.

- Si les signes suivants persistent, plus de quarante huit heures après la vaccination, contacter un médecin : forte fièvre (39,5°C), rougeur, enflure, nausées, vomissements, inconfort généralisé.

Fluctuations motrices et dyskinésies

1- Fluctuations motrices

Au début de la maladie, un traitement à la lévodopa est effi-cace. Le cerveau a alors la capacité d'emmagasiner cette subs-tance et de la transformer en dopamine. Malheureusement, avec la progression de la maladie, le cerveau perd cette capacité d'emmagasiner ou de puiser dans ses réserves, et les fluctuations motrices apparaissent. En pratique, c'est comme si le médicament ne faisait plus effet aussi longtemps. Ainsi, quelques heures après la prise du médicament, les effets bénéfiques disparaissent pour laisser graduellement la place aux symptômes caractéristiques de la maladie : lenteur, perte de dextérité, raideur, difficulté à se mouvoir et à marcher. Il se peut aussi que le tremblement réapparaisse ou qu'il augmente. Un autre phénomène peut se produire, donnant l'impression que les pieds restent collés au sol, c'est ce qu'on appelle le blocage ou *freezing*. Lors de ces périodes *off*, certains déve-loppent aussi des crampes douloureuses (dystonie), particuliè-rement au niveau des mollets ou du pied. Ce phénomène peut parfois survenir au petit matin, car le cerveau a été privé de médication pendant la nuit.

Avec la progression de la maladie, la durée d'action du médicament sera donc graduellement raccourcie. Il est donc important de connaître et de reconnaître ces phénomènes pour pouvoir en parler avec son neurologue. Un ajustement judi-cieux et approprié de la dose prescrite permet généralement d'éliminer ou de minimiser ces difficultés.

2- Dyskinésies

Les dyskinésies sont des mouvements involontaires qui apparaissent en général du côté du corps le plus sévèrement touché par la maladie de Parkinson, habituellement celui où les premiers symptômes sont apparus. Ce phénomène survient habituellement après plusieurs années d'utilisation de la lévodopa. Il est plus fréquent et apparaît plus précocement chez les personnes jeunes. Ces mouvements involontaires peuvent toucher le visage, la langue, les muscles respiratoires, le tronc et les membres. Ils sont saccadés et caractérisés par des contractions soudaines suivies d'étirements, de torsions et de rotations. On les rencontre le plus souvent chez la personne présentant des fluctuations motrices. Les mécanismes sous-jacents au développement des dyskinésies ne sont pas très bien compris à ce jour. Les dyskinésies surviennent le plus souvent en milieu de dose et sont secondaires à un niveau trop élevé de lévodopa au cerveau. Enfin, il peut aussi arriver que certaines personnes souffrent de dyskinésies biphasiques ; celles-ci surviennent en début et en fin de dose.

3- Conseils pour contrer l'action limitée des médicaments et les dyskinésies

- Il est important de noter la durée d'action de chaque comprimé et d'en discuter à la prochaine visite chez le médecin.

- Prendre le médicament une heure avant les repas pour en augmenter l'efficacité, car des recherches ont démontré que la nourriture interfère avec l'absorption de la lévodopa (Sinemet ; Prolopa).

- Lorsque ce phénomène survient au petit matin, il est recommandé de prendre au coucher une forme de lévodopa

à libération continue (Sinemet CR®) et d'utiliser la lévodopa régulière à action rapide (Sinemet® régulier, Prolopa®)
au réveil.

- Si le médicament prend beaucoup de temps à agir, le
prendre à jeun et avec beaucoup d'eau, ce qui en augmen-
tera l'efficacité.

- L'addition d'amantadine, de sélégiline, d'un agoniste dopaminergique (Mirapex®, Requip®, Permax®, Parlodel®) ou
d'un inhibiteur de la COMT (Comtan®) s'avère souvent
bénéfique pour diminuer les fluctuations, mais il faudra
alors ajuster les doses de lévodopa.

- Tantôt les doses de lévodopa (Sinemet®, Prolopa®)
devront être augmentées progressivement ou prises à des
intervalles rapprochés et en plus petites quantités pour
donner de meilleurs résultats, tantôt les doses devront être
diminuées pour minimiser les dyskinésies qui accompa-
gnent fréquemment les fluctuations motrices.

- Lorsque les fluctuations motrices surviennent de façon
épisodique, il est recommandé de garder sur soi des
comprimés de lévodopa de forme régulière pour pouvoir
les prendre au besoin ; lors d'une sortie, par exemple.

Troubles de la parole

De nombreuses personnes atteintes de la maladie de Parkinson souffrent de dysarthrie, un trouble de la parole relié aux centres moteurs du langage. En effet, d'après les études récentes, au moins 75 % des personnes atteintes présenteraient une dysarthrie à des degrés divers au cours de l'évolution de leur maladie. Les difficultés observées résultent essentiellement d'une limitation ou d'un manque de coordination des muscles intervenant dans l'activité de la parole. Pour bien comprendre l'ampleur du phénomène, il faut se rappeler que la parole est supportée par la respiration, laquelle sous-tend d'autres paramètres : voix, articulation, prosodie (rythme, intonation et débit).

Bien qu'elles varient d'une personne à l'autre, les caractéristiques de la parole observées chez la personne atteinte de la maladie de Parkinson sont essentiellement les suivantes :

Voix et respiration

La qualité vocale change : la voix peut devenir rauque, éteinte et parfois tremblotante. Le volume vocal diminue, d'où une voix faible et de peu de portée. La capacité respiratoire nécessaire à la production de la voix est aussi plus limitée, et la personne a l'impression de manquer de souffle pour terminer ses énoncés.

Articulation

L'amplitude des mouvements articulatoires est réduite. L'articulation devient moins précise et certaines syllabes sont parfois escamotées.

Mélodie de la parole

Le débit, c'est-à-dire la vitesse à laquelle la personne s'exprime généralement, peut être accéléré ou ralenti. La personne parkinsonienne s'exprime alors par de brefs flots de parole, et les mots se bousculent, notamment en fin d'énoncé. Elle a aussi tendance à hésiter, à répéter involontairement des sons, des syllabes ou des mots (dysfluidités). Des silences inappropriés sont observés dans les échanges conversationnels. Elle a de la difficulté à commencer un mot, une phrase et s'exprime sur un ton monotone.

D'autres manifestations peuvent être observées sur le plan de la communication globale, lesquelles altèrent l'efficacité et l'aspect naturel du langage et peuvent devenir plus ou moins handicapantes pour celui ou celle qui doit prendre la parole : une expression faciale diminuée ou figée, un contact visuel inconstant, une posture inadéquate, une faible utilisation du geste, trou de mémoire ou difficulté à exprimer ses idées, accumulation de salive dans la bouche.

Des recherches récentes ont démontré les effets positifs et durables d'une intervention en orthophonie auprès des personnes atteintes de la maladie de Parkinson, à un stade où les capacités neuromusculaires et cognitives sont suffisantes pour entreprendre un programme d'exercices et intégrer les consignes applicables. Pour cette raison, une intervention précoce est souhaitable.

Afin de prévenir ces situations handicapantes, l'orthophoniste évalue la situation globale de la personne aux prises avec des difficultés d'élocution et établit des objectifs d'intervention en fonction de ses besoins particuliers. Dans certains cas, un programme d'exercices bucco-faciaux pourra être indiqué à titre préventif ou thérapeutique. Dans d'autres circonstances, si la voix est très faible, l'utilisation d'un amplificateur de voix ou d'un téléphone adapté pourra être envisagée. Dans les cas sévères, le plus souvent à un stade avancé de la maladie, l'orthophoniste interviendra plutôt de façon indirecte en proposant des stratégies compensatoires et des aides techniques à la communication verbale. Quant à la personne qui aurait besoin d'appareils spécifiques pour améliorer sa condition, c'est encore l'orthophoniste qui saura la renseigner sur les programmes gouvernementaux existants et les possibilités d'obtenir des compensations financières pour en défrayer les coûts.

Les objectifs visés par l'intervention en orthophonie sont les suivants :
- le maintien ou l'amélioration des paramètres (respiration, voix, articulation) et de la mélodie de la parole ;
- le maintien des capacités optimales de communication.

Voici quelques conseils pour mieux se faire comprendre en dépit d'un trouble de la parole :

Environnement et positionnement

Faire en sorte de :
- diminuer le bruit ambiant (ex. : baisser le volume de la radio ou de la télé) ;
- privilégier les conversations dans des lieux bien éclairés (ex.: éviter les sections sombres des restaurants) ;
- se placer à proximité de l'interlocuteur pour lui parler (ex.: éviter de parler d'une pièce à l'autre de la maison) ;
- avoir l'attention de l'interlocuteur et se placer face à lui (ex.: attendre la fin d'une phrase ou d'une activité pour lui parler) ;
- s'assurer de toujours avoir un bon contact visuel avec l'interlocuteur ;
- rendre son visage et sa bouche bien visibles (ex.: éviter de placer les mains sur la bouche ou le visage).

Contrôle de la parole

Faire des efforts pour :
- organiser ses idées avant de parler ;
- rendre son visage le plus expressif possible, exagérer la mimique au besoin ;

- prendre une bonne inspiration, puis amorcer doucement la parole ;
- projeter sa voix au maximum ;
- exagérer les mouvements articulatoires ;
- faire des phrases courtes ;
- faire des pauses dans les énoncés ;
- ralentir sa vitesse de parole (son débit).

Recherche de feed-back

Pour éviter les bris de communication :
- demander à l'interlocuteur de signaler ses incompréhensions ;
- toujours s'assurer que l'interlocuteur a bien compris.

Il importe avant tout de prendre sa place, de ne pas laisser les autres parler pour soi et de demeurer communicatif.

Voici quelques conseils à l'intention des interlocuteurs de la personne atteinte :

- donner toute son attention à la personne qui parle ;
- être particulièrement attentif à sa bouche et à son visage ;
- l'encourager à parler plus fort si sa voix est trop faible ;
- éviter de l'interrompre lorsqu'elle met du temps à organiser ses idées, à commencer ou à finir ses phrases ;
- lui faire savoir ce qui a été compris ou pas ;
- lui demander de répéter ou, au besoin, de reformuler en d'autres mots ce qui n'a pas été compris d'un énoncé.

Dans tous les cas, l'orthophoniste saura intervenir pour suggérer les stratégies les plus appropriées.

Troubles de la déglutition

L a déglutition consiste à avaler, c'est-à-dire à transporter la nourriture et la salive de la bouche à l'estomac. Environ 50 % des personnes atteintes de la maladie de Parkinson éprouveraient des troubles de la déglutition à un moment ou l'autre, à divers degrés.

Quelles sont les manifestations d'un trouble de la déglutition ?

Les troubles de la déglutition peuvent se manifester sous des formes variées et plus ou moins sévères. Voici quelques exemples :

- accumulation de salive dans la bouche et écoulement salivaire en raison d'une mauvaise fermeture des lèvres et d'une diminution de la fréquence des déglutitions ;
- allongement du temps prévu pour les repas à cause de l'une ou l'autre des raisons suivantes ou de la combinaison des deux : difficulté à préparer la nourriture dans la bouche, difficulté à la mastiquer. Ces deux phénomènes sont reliés à une diminution de la mobilité des muscles en action ;
- toux, étouffement ou suffocation parce que les aliments solides ou liquides ou les médicaments prennent le chemin des voies respiratoires plutôt que celui des voies digestives ;
- sensation de blocage reliée à une diminution de la mobilité de la musculature pharyngée ;
- régurgitation buccale ou nasale ;
- pneumonie d'aspiration.

Que faire en présence d'une accumulation de salive dans la bouche et d'écoulement salivaire ?

- Penser à avaler plus souvent ; faire des efforts conscients pour avaler plus souvent ;

- prendre l'habitude de s'éponger la bouche fréquemment.

Que faire en présence d'un trouble de la déglutition ?

Ce type de trouble nécessite l'intervention d'une équipe de spécialistes, qui peut être constituée des professionnels suivants : médecin, nutritionniste, orthophoniste et ergothérapeute. Selon les résultats de l'évaluation, les membres de l'équipe pourront formuler les recommandations suivantes :

- exercices bucco-faciaux, prescrits par l'orthophoniste, afin de faciliter la préparation de la nourriture dans la bouche et la mastication ;
- modification de la consistance des aliments, suivant les recommandations de la nutritionniste : solides de consistance molle, hachés, avec sauce, ou en purée ; liquides épaissis au besoin ; certaines consistances et viscosités à éviter ;
- fractionnement des repas : prise de plusieurs petits repas au cours de la journée ;
- modification des habitudes alimentaires : prendre de petites bouchées et gorgées, manger lentement, éviter de parler en mangeant, privilégier un environnement calme ;
- aides techniques suggérées par l'ergothérapeute ;
- amélioration de la posture et de la position de la tête pendant les repas.

Il importe de consulter dès l'apparition des manifestations décrites ci-dessus, car en plus de perturber l'alimentation, un trouble de la déglutition peut engendrer des problèmes de santé.

101

Troubles de l'élimination urinaire et intestinale

L es changements associés au vieillissement normal peuvent affecter la fonction urinaire et intestinale. D'autres facteurs favorisent aussi l'apparition de problèmes d'élimination : le Parkinson et les médicaments qui y sont associés, les infections, les accouchements antérieurs, la ménopause, l'hypertrophie de la prostate et le stress. Dans un autre ordre d'idées, mentionnons une hydratation et une alimentation inadéquates ou insuffisantes, un manque d'exercice, des toilettes trop éloignées ou un environnement non adapté aux besoins d'élimination de la personne. Tous ces facteurs peuvent grandement contribuer à augmenter les probabilités d'une altération des fonctions urinaire et intestinale.

ALTÉRATION DE LA FONCTION URINAIRE	ALTÉRATION DE LA FONCTION INTESTINALE
1. Besoin d'uriner souvent.	1. Évacuation difficile et irrégulière de petites quantités de selles dures et sèches.
2. Urgence d'uriner.	
3. Difficulté à commencer à uriner.	
4. Élimination de petites quantités d'urine à la fois.	2. Évacuation de selles liquides et fréquentes.
5. Sensation de ne pas vider complètement la vessie.	3. Pertes de selles.
6. Débit urinaire lent.	
7. Pertes d'urine.	
8. Réveils fréquents la nuit pour uriner.	

Tableau 4

Des signes secondaires sont fréquemment observés lors de problèmes d'élimination : nausées, vomissements, étourdissements, rigidité abdominale, sensation de ballonnement, douleur abdominale ou lombaire, sensation de brûlure au moment d'uriner, difficulté à respirer, fluctuation de la tension artérielle, fièvre et frissons.

INTERVENTIONS THÉRAPEUTIQUES

1. Consultation auprès du médecin traitant pour évaluation de la situation, examen physique et des fonctions cognitives ; identification des facteurs en cause ; tests diagnostiques si nécessaires ; correction, si possible, des éléments qui contribuent au problème (infection, déshydratation, manque d'exercice, etc.) ; révision de l'ensemble des médicaments antiparkinsoniens et autres ; consultation auprès d'un médecin spécialiste.

2. Augmentation de la consommation des liquides (1 à 2 litres) et des fibres alimentaires durant la journée ; limitation de la prise de liquides après 19 heures ou lors d'une sortie ; réduction de la consommation de liquides diurétiques (café, thé, boissons gazeuses, alcool, etc.).

3. Exercices des muscles abdominaux et pelviens.

4. Entraînement de la vessie (vider la vessie à chaque heure pendant quelques jours, puis à chaque heure et demie, enfin à toutes les deux heures).

5. Prise des médicaments antiparkinsoniens et autres selon un horaire régulier et contrôle optimal des fluctuations motrices.

6. Port de vêtements appropriés et adaptés (amples, avec velcro ou larges fermetures à glissière) ; vêtements de rechange à portée de main ; utilisation de serviettes protectrices.

7. Modification de l'environnement (bon éclairage, élimination des obstacles à la marche, bassin ou urinal près du lit, couverture plus chaude au petit matin, salle de bain sécuritaire et équipement adapté).

Les problèmes urinaires et intestinaux inquiètent et frustrent nombre de personnes vivant avec le Parkinson. Au-delà de la compréhension des difficultés possibles et des moyens pour les résoudre, le facteur de réussite le plus important demeure la patience. Les interventions proposées dans les paragraphes précédents sont efficaces, mais les changements escomptés se produisent lentement. L'approche par essais et erreurs donne l'expérience nécessaire afin de développer un plan concerté qui fonctionne réellement. Avec l'aide du médecin traitant et de l'équipe de santé, il est possible de reprendre progressivement le contrôle de la situation et de maîtriser ses problèmes d'élimination.

Atteintes cognitives

B ien que le Parkinson soit une maladie qui affecte principalement la mobilité de la personne, le ralentissement
général qu'elle provoque touche également les fonctions cognitives. La mémoire, l'orientation, l'attention, la con-
centration, la capacité d'apprentissage, la pensée abstraite, le
jugement et le langage peuvent être affectés.

Encore aujourd'hui, la cause de ces troubles cognitifs n'est
pas clairement définie. Certains chercheurs émettent l'hypothèse qu'ils pourraient être causés par des changements chimiques ou des problèmes reliés au passage de l'influx nerveux au
niveau de l'aire frontale du cerveau.

Les atteintes cognitives peuvent survenir à tout moment
au cours de la maladie, de façon graduelle ou soudaine. Elles
varient d'un individu à l'autre et peuvent même fluctuer dans
le temps chez une même personne. Elles ne dépendent pas
toujours de la sévérité ou de la durée de la maladie. Les
facteurs de risque associés à l'apparition de troubles cognitifs
sont l'âge avancé, un diagnostic posé après 65 ans et les personnes présentant un tableau clinique où prédominent la
rigidité et la bradykinésie.

Les changements qui se produisent sont souvent à peine
perceptibles. La plupart des personnes se plaignent de différents troubles cognitifs touchant principalement la mémoire.
Seulement une minorité de gens développe des atteintes
cognitives plus sévères associées à ce qu'on appelle la démence (voir glossaire). Si les changements qui surviennent sont
d'une intensité telle qu'ils ont des répercussions sur le comportement social et professionnel et sur la personnalité, il faut
s'en préoccuper. Plusieurs professionnels de la santé sont for-
més pour évaluer les fonctions cognitives : les neurologues, les
neuropsychologues, les psychiatres, les psychologues et les
ergothérapeutes. Les autres membres de l'équipe de soins peuvent aussi aider beaucoup en apportant leur compétence

105

d'experts. Le tableau qui suit présente les principales fonctions cognitives touchées par la maladie de Parkinson.

Mémoire	Oublis occasionnels des endroits où sont placés les objets familiers. Difficultés à se rappeler les noms de certaines personnes, les numéros de téléphone ou d'identification, les mots ou les phrases, les dates de rendez-vous, etc. Sentiment d'avoir la réponse sur le bout de la langue. L'apprentissage de nouvelles tâches peut aussi devenir problématique.
Raisonnement abstrait	La réalisation d'activités complexes qui requièrent de l'analyse, de l'organisation, de la planification, l'établissement de priorités, l'implantation d'un plan prévu peut s'avérer difficile. Les calculs et l'expression d'idées peuvent prendre plus de temps. Diminution de la spontanéité, du sens de l'initiative et de l'humour.
Traitement de l'information	Lorsque l'information provient de plusieurs sources à la fois, le temps de réponse est ralenti. L'organisation et le classement des nouvelles données peuvent demander beaucoup plus d'effort.
Orientation visuelle	Difficulté occasionnelle à retrouver son chemin, à utiliser une carte ou un diagramme, à suivre des instructions d'assemblage.
Attention et concentration	Distractions plus faciles. Difficulté à se concentrer sur les mots lors de la lecture ou à retenir ce qui vient d'être lu.

Tableau 5

Indépendamment de la présence ou de l'absence d'atteintes cognitives, certains facteurs contribuent à diminuer la performance intellectuelle. Les maladies physiques, les infections, la dépression, le stress, l'anxiété, le désir d'en faire trop à la fois, la fatigue, la douleur, le manque de sommeil, la malnutrition, les périodes *off* et les effets secondaires de certains médicaments jouent un rôle prépondérant.

Développer des stratégies

Si des atteintes cognitives sont identifiées, il ne faut surtout pas penser qu'il n'y a rien à faire. On connaît maintenant de mieux en mieux comment se présentent et évoluent les déficits cognitifs liés à la maladie de Parkinson, ce qui permet de trouver des stratégies adaptatives et compensatoires.

Afin de pallier certaines difficultés cognitives, plusieurs moyens peuvent être utilisés. Ainsi, limiter les éléments de distraction, comme la radio et la télévision, permet de minimiser la sensibilité à l'interférence. Se réserver des endroits et des moments tranquilles pour travailler aide à accomplir plus facilement une tâche qui demande de l'attention.

D'autres outils peuvent être particulièrement utiles : aide-mémoire, listes de toutes sortes, tableau d'affichage, calepin, calendrier, agenda, boîtes de rangement, support pour les clés, ordinateur, dictaphone, alarme pour les médicaments et le four, dosette, etc.

Regrouper les informations à mémoriser est une autre stratégie efficace. Le meilleur exemple demeure le regroupement de chiffres, une formule qui permet de retenir un numéro de téléphone. Ainsi, il est plus facile de mémoriser 328-12-67 qu'une série de 7 chiffres séparés : 3-2-8-1-2-6-7. Il en va de même pour se souvenir des courses à faire au dépanneur. Se référer à des catégories générales d'aliments, comme celles des produits laitiers, des produits céréaliers, permet d'avoir accès aux éléments normalement inclus dans ce sous-groupe. En utilisant le vocable « produits laitiers », les mots lait et beurre devraient être plus facilement disponibles en mémoire.

Établir des associations significatives avec les informations à mémoriser permet de renforcer encore un peu plus le lien qui s'inscrit dans la mémoire, parce que cette façon de procéder crée une image mentale. Concrètement, il s'agit d'associer dans son esprit deux concepts qui ont un point en commun. La visualisation de l'un permet de retrouver l'information oubliée. Par exemple, pour retenir le nom de madame Lamoureux, il peut être utile de l'associer à l'image d'un cœur. L'évocation du mot« cœur » rappelle le mot « Lamoureux ».

Il peut être tout aussi intéressant, pour stimuler la mémoire, de faire des activités courantes : jouer aux cartes, à des jeux de société, faire des casse-tête, des mots croisés ou des mots mystère, lire un article ou regarder un film et en discuter avec son conjoint ou un ami, mémoriser des histoires ou des poèmes, faire de la musique, des exercices ou danser.

Bien sûr, cette liste de stratégies est loin d'être exhaustive. L'idée à retenir, c'est d'en essayer quelques-unes ou, mieux, d'en inventer d'autres tout aussi concrètes et pratiques. De petits succès font merveille pour aider à conserver l'estime de soi et donner le sentiment de mieux contrôler une situation. Ces stratégies à la portée de tous ne peuvent produire que des résultats positifs.

Sexualité et maladie de Parkinson

D ans la vie de toute personne adulte, être en relation avec l'autre, c'est aussi jouir d'une vie sexuelle épanouie. Partager un moment d'intimité représente donc une source de plaisir privilégiée. Bien que les aspects psychologiques de la séduction demeurent encore intrigants et mystérieux, il est sûr que l'attrait et le désir passent par le regard posé sur l'autre.

Étant donné les nombreux symptômes de la maladie de Parkinson, le corps de la personne se transforme, et l'image que celle-ci a de son corps peut aussi se modifier. De ce fait, sa perception d'elle-même risque d'être profondément modifiée et elle aura tendance à se sentir moins séduisante.

L'estime de soi peut aussi être touchée, car la personne atteinte peut se sentir dévalorisée entre autres, par le fait d'avoir une vie moins active. Certaines personnes expérimentent aussi une perte d'identité par suite de l'abandon de leur travail et de leurs activités de loisirs, car elles n'ont plus l'impression d'être un « vrai homme » ou une « vraie femme ». Tous ces changements sont donc susceptibles de perturber la vie sexuelle, puisque la perception qu'une personne a d'elle-même ou de l'autre est très importante dans le déroulement d'une activité sexuelle. Le sentiment d'être désiré et désirable est primordial, mais il peut être affecté par certains symptômes de la maladie de Parkinson comme la diminution de l'expression du visage, un changement de l'odeur corporelle ou les difficultés de déglutition.

Par ailleurs, certaines dysfonctions sexuelles peuvent survenir, comme la difficulté à obtenir ou à maintenir une érection, une faible lubrification vaginale, une hypersexualité[1], une difficulté à éjaculer ou à obtenir un orgasme. En outre, le stress, la dépression, la fatigue et le manque d'énergie dont souffre souvent la personne atteinte de la maladie de Parkinson affectent sans contredit l'intérêt et le désir sexuel. Qui plus est, d'autres éléments comme la prise de médicaments, le vieillissement, la ménopause, l'andropause ou des problèmes de santé concomitants telles les maladies cardiaques, vasculaires et endocriniennes peuvent aussi modifier l'activité sexuelle.

Il est aussi important de comprendre que le système nerveux autonome joue un rôle primordial dans l'accomplissement de l'activité sexuelle. Dans la maladie de Parkinson, ce système responsable des mécanismes d'érection et d'éjaculation peut être atteint. La rigidité, le tremblement, la lenteur et les mouvements involontaires imposent aussi de nouvelles contraintes dans l'expression de la sexualité : certaines positions et certaines caresses deviennent plus difficiles à exécuter.

Tous ces changements amènent généralement des tensions au sein du couple. Beaucoup de préjugés persistent encore autour de la sexualité. Il demeure donc difficile de parler librement des inquiétudes et des problèmes rencontrés, notamment quand ceux-ci sont reliés à la maladie. Cette situation est regrettable, car la communication reste la solution à envisager pour s'adapter à cette nouvelle réalité. D'autres moyens peuvent également être envisagés, comme tenir compte de l'état de santé et de l'effet des médicaments. En effet, une personne qui se sent bien physiquement a tendance à ressentir plus de désir sexuel et c'est au moment où les médicaments sont efficaces qu'ils permettent une plus grande mobilité. Par ailleurs, l'initiative de la relation sexuelle prise à tour de rôle, permet à la personne atteinte de recevoir les caresses lors-

---

[1] L'hypersexualité est une dysfonction sexuelle pouvant être présente chez les personnes qui utilisent certains médicaments anti-parkinsoniens. Elle se caractérise par des comportements sexuels inhabituels et excessifs, des propos à caractères sexuels fréquents, un intérêt marqué pour l'activité sexuelle, un comportement sexuel inapproprié. Il est important de transmettre à son médecin ou à l'équipe soignante tout changement de comportement sexuel qui semble inadéquat afin de pouvoir réévaluer le traitement médicamenteux et le modifier au besoin. (*Young Parkinson's Handbook, a Guide for patients and their families, chapitre 10*, «Sexuality and Gender issues in PD»)

qu'elle ne se sent pas habile pour les exécuter. Il est également important de rester positif, c'est-à-dire de se concentrer sur les gains et non sur les pertes, sinon cette situation ne fait qu'engendrer de la frustration et de la tristesse. Tout le contraire du plaisir ! En ce qui a trait aux dysfonctions sexuelles, telle une lubrification vaginale insuffisante, il est possible de corriger le problème par une thérapie de remplacement hormonal. De même, le marché pharmacologique offre plusieurs solutions pour traiter les troubles érectiles. Parmi ces thérapies, il existe des médicaments qui peuvent être pris par voie orale ou pénienne. L'injection intrapénienne et l'implant d'une prothèse sont également des solutions envisageables. Le choix du traitement dépend de la difficulté identifiée, de la condition de santé générale, des préférences personnelles et de l'avis du médecin traitant ou du professionnel consulté.

Bien que ces problèmes sexuels puissent être résolus de façon plus technique, il est possible d'envisager la situation autrement, c'est-à-dire d'explorer de façon différente sa sexualité avec l'autre, car si la pénétration procure un plaisir et une intimité, d'autres caresses, à découvrir peut-être, peuvent aussi apporter une satisfaction sexuelle qui permettra de dédramatiser la présence de dysfonctions sexuelles.

Le médecin de famille, l'infirmière ou le neurologue peuvent orienter les personnes qui en ont besoin vers les personnes ressources capables d'évaluer la situation et de proposer des traitements. Les urologues, les psychologues, les sexologues ou les gynécologues sont tous des spécialistes qui peuvent être consultés pour une difficulté ou une dysfonction sexuelle.

En résumé, les changements entraînés par la maladie de Parkinson exigeront éventuellement une adaptation qui risque de modifier les habitudes passées. Les préliminaires et les caresses prendront peut-être plus de place, l'intimité du soir sera vécue le matin, les draps de satin remplaceront les draps de coton, etc. Et la communication occupera une place prépondérante pour conserver un espace où respect, complicité, tendresse et amour pourront s'exprimer librement et harmonieusement.

111

La ou le jeune adulte et la maladie de Parkinson

Être dans la vingtaine, c'est être heureux d'être en vie, c'est tomber en amour, c'est faire des folies, c'est penser à ce que l'on réalisera dans dix ou vingt ans, c'est penser que l'on peut changer le monde. Aborder la trentaine, c'est être en pleine possession de ses moyens, c'est être heureux en amour, c'est être à un moment exaltant de sa carrière, c'est songer à fonder une famille, c'est s'offrir des voyages d'aventure, c'est avoir toute la vie devant soi. La quarantaine, c'est l'accomplissement professionnel, c'est le plaisir de partager des activités avec ceux qu'on aime, c'est la prise de conscience de l'énergie débordante, c'est la satisfaction d'être ce que l'on est devenu. C'est une période de la vie où l'on mord à belles dents dans la vie. Dans ces passages de la vie, il n'y a pas de place pour la maladie.

Être dans la force de l'âge et se savoir atteint d'une maladie dégénérative est une situation imprévisible pour laquelle personne n'est jamais vraiment préparé. D'autant plus que la maladie de Parkinson affecte principalement les personnes âgées de plus de soixante ans. On estime qu'environ 5 à 10 % des personnes atteintes de la maladie de Parkinson auraient démontré certains symptômes avant l'âge de quarante ans. Michael J. Fox, cet acteur canadien faisant carrière aux États-Unis depuis plusieurs années, est sûrement le plus connu des jeunes adultes atteints de la maladie de Parkinson. Il est d'ailleurs grandement engagé dans la recherche d'un traitement qui pourra ralentir, contrôler ou éradiquer la maladie. Cette nouvelle visibilité aura peut-être comme effet une meilleure prise de conscience de l'existence de la maladie chez une clientèle jeune.

Il est difficile d'établir en quoi les signes cliniques de la maladie de Parkinson chez les moins de quarante ans diffèrent

112

de ceux que l'on a identifiés chez les personnes plus âgées, car moins d'études se sont attardées sur le sujet. Cependant quelques particularités ont retenu l'attention des chercheurs :

- la dystonie est plus fréquente et peut être le premier symptôme qui apparaît ;
- le tremblement semble être moins présent ;
- la dyskinésie peut apparaître plus rapidement et dans une proportion plus élevée ;
- les fluctuations motrices sont davantage présentes et se manifestent plus précocement.

La maladie se présente donc comme une intruse. Le défi à relever est de taille. Il est difficile d'entrevoir l'avenir avec certitude. Que se passera-t-il ? Les projets de vie seront-ils abandonnés ? Quels sont les impacts personnels, physiques, sociaux et économiques de ce diagnostic ? Comment aborder le sujet avec nos enfants et leur milieu de vie comme l'école et les copains ? Comment être réaliste et optimiste à la fois ? Voilà de biens légitimes interrogations.

Analyser la maladie de Parkinson et ses impacts à court et à long terme chez les personnes de moins de quarante ans mérite une réflexion approfondie. Il est à souhaiter que la consultation de ce guide permette d'élucider plusieurs questions. Parmi les sujets abordés, s'adressant spécifiquement à la jeune clientèle parkinsonienne, il en est un qui occupe une place particulière : la maternité.

Pour tout autre sujet concernant cette catégorie d'âge, il est possible de se référer à l'équipe médicale et aux différents thérapeutes. D'autres renseignements seront obtenus en visitant les bibliothèques scientifiques. Joindre des groupes d'entraide ou entreprendre toute action qui répond à des besoins personnels sont également des démarches qui permettent d'être encore mieux informé.

Maternité
et maladie de Parkinson

L e choix d'avoir un enfant demeure toujours une décision importante, d'autant plus lorsque l'on est atteint d'une maladie évolutive. Dix à vingt pour cent des personnes atteintes de la maladie de Parkinson auront leurs premières manifestations avant l'âge de cinquante ans, ce qui amènera certaines femmes à réfléchir sur leur désir de maternité. Il est normal de nourrir quelques inquiétudes. Les principales craintes seront liées à l'effet des médicaments sur le fœtus, bien sûr, mais aussi à l'impact d'une grossesse sur l'évolution et le cours de la maladie.

La plupart des études animales n'ont pu démontrer avec certitude que la lévodopa a un effet négatif sur l'embryon. Lors des expériences de laboratoires, le médicament est toujours administré en association avec l'un ou l'autre des inhibiteurs de la décarboxylase (carbidopa ou le benzérazide), des agents associés à des anomalies viscérales ou squelettiques chez l'animal cobaye. Cependant, chez l'être humain, aucun de ces inhibiteurs ne semble traverser la barrière placentaire.

Par ailleurs, les agonistes dopaminergiques : bromocriptine, pergolide et lisuride apparaissent inoffensifs pour les fœtus animaux. Deux médicaments soulèvent cependant plus d'inquiétude : l'amantadine, dont la marque déposée est Symmetrel®, et la sélégiline, connue sous le nom d'Eldepryl®. Il a été démontré que l'amantadine était tératogénique, c'est-à-dire toxique, pour le rat et l'embryon. Quant à la sélégiline, son utilisation chez le rat a provoqué des perturbations biochimiques cérébrales, des troubles de comportement et des convulsions. Enfin, aucune donnée n'existe sur l'innocuité des anticholinergiques (Kémadrin®, Artane®).

Expérience clinique

Les résultats d'expériences cliniques rapportés dans la littérature font ressortir les points suivants :

- le traitement avec la lévodopa n'a provoqué aucune complication pendant la grossesse et l'accouchement pour les mères, ni de malformations ou de problèmes de santé chez les bébés ;
- l'utilisation d'agonistes s'est également avéré sécuritaire pour la mère et n'a pas entraîné de problèmes spécifiques chez l'enfant ;
- cinq cas de malformations congénitales majeures ont été observés sur un total de cinquante et un nouveau-nés exposés à l'amantadine au cours du premier trimestre ;
- aucune donnée précise n'est disponible concernant l'impact des agents antiparkinsoniens sur l'allaitement. Par contre, les recherches ont démontré que les doses habituelles d'agonistes dopaminergiques suppriment la lactation. Une autre question demeure sans réponse, à savoir si les préparations de lévodopa ou de sélégiline sont présentes dans le lait maternel ;
- pour ce qui est de l'amantadine, il a été démontré qu'elle est présente en faible quantité dans le lait maternel, bien qu'aucun effet indésirable n'ait été rapporté chez les enfants allaités.

D'autres études rapportent que certaines femmes atteintes de la maladie de Parkinson ont vu leur condition neurologique se dégrader durant ou après la grossesse. Faut-il y voir un lien direct avec la maladie ? D'autres facteurs seraient en cause selon une hypothèse formulée en ce sens. Les changements métaboliques importants associés à la grossesse et les perturbations hormonales, surtout la baisse d'œstrogène en post-partum, sont des facteurs qui peuvent contribuer à modifier le tableau neurologique. Ce déséquilibre peut entraîner un ajustement à la hausse de la médication.

Ainsi donc,
- les femmes enceintes traitées avec de la lévodopa (Sinemet®, Prolopa®) ou un agoniste dopaminergique (Mirapex®, Requip®, Permax®, Parlodel®) peuvent continuer leur traitement durant la grossesse ;
- l'utilisation de l'amantadine (Symmetrel®) et de la sélégiline (Eldépryl®) n'est toutefois pas recommandée ;
- l'effet de l'utilisation des antiparkinsoniens sur l'allaitement étant peu documenté, il est préférable, à ce stade-ci, de considérer le lait maternisé comme le meilleur choix pour l'alimentation du bébé.

Mettre au monde un enfant représente l'une des plus belles réalisations humaines. Cependant, certaines circonstances, comme le fait d'être atteint d'une maladie dégénérative, obligent à une réflexion toute particulière. Il est normal de penser à la santé de la mère comme à celle de l'enfant à venir. Les questions et les interrogations qui persistent ou qui inquiètent au sujet d'une grossesse éventuelle sont tout à fait légitimes, et c'est en partageant avec l'équipe soignante et médicale son projet de fonder une famille que la personne concernée pourra recevoir toutes les informations connues sur le phénomène de la grossesse et de la maladie de Parkinson.

Mieux vivre au quotidien pour les proches d'une personne atteinte

Ont collaboré à l'élaboration, la rédaction
et la révision de cette section :

Line Beaudet
Manon Desjardins

118

Maladie de Parkinson : apprentissage d'une nouvelle vie pour tous

L'annonce d'un diagnostic de maladie chronique dégénérative telle celle du Parkinson, entraîne obligatoirement des réactions affectives tant pour la personne atteinte de la maladie que pour les gens de son entourage.   Vivre au quotidien avec une personne souffrant de cette maladie devient un nouveau défi. Il faut se familiariser avec la maladie de l'autre, la comprendre et s'adapter à cette situation chargée d'imprévus. Cette nouvelle situation devient donc une expérience partagée. Les changements physiques, psychologiques et sociaux qui surviennent exigent de tous des capacités d'adaptation indéniables. Toutefois, cet avenir qui apparaît si incertain peut être apprivoisé, et la vie retrouver tout son sens.

L'annonce du diagnostic

L'annonce du diagnostic de la maladie de Parkinson représente toujours une étape cruciale pour la personne directement concernée. Qu'en est-il pour l'entourage, la famille et les amis ? D'abord, il peut y avoir un certain soulagement. Enfin, une réponse explique l'origine des signes physiques et psychologiques qui affectaient la personne atteinte depuis un moment. Viennent ensuite la confusion et le doute. Et si le diagnostic était inexact ? Une erreur est toujours possible. Il serait tellement plus facile qu'il en soit autrement. Mais la réalité n'échappe à personne. Rapidement, d'autres émotions se font envahissantes. La tristesse et la peine prennent beaucoup de place. La colère également se manifeste. Pourquoi lui ? pourquoi elle ? pourquoi nous ? Qu'a-t-on fait pour qu'une telle chose se produise ? Aurait-on pu l'éviter ? La maladie a-t-elle été dépistée assez tôt ? La tension, la peur et l'anxiété se font aussi de plus en plus présentes et déstabilisantes. Finalement, c'est le constat d'une situation bien permanente, et l'apprivoisement de la maladie se fait petit à petit.

Et si l'on parlait de vous ?

La maladie de Parkinson vient tout juste de faire irruption dans votre vie. Et bien que ce ne soit pas vous qui en êtes victime, vous savez que votre vie ne sera plus jamais la même. La confirmation du diagnostic vous place dans une situation des plus déstabilisantes. Elle aura un effet significatif et durable sur votre relation avec l'autre. Vous faites face à une série d'événements stressants et la perspective de pertes diverses s'échelonnant sur plusieurs années est éprouvante.

À la suite de l'annonce du diagnostic, vous redoutez sans doute les prochaines manifestations de la maladie. L'incertitude face à l'avenir et la crainte de ne pouvoir changer le cours de la maladie créent souvent de la frustration, de l'inquiétude et une foule d'autres émotions. Un tourbillon de questions vous habite. Comment comprendre toute l'information reçue ? Comment la maladie va-t-elle évoluer ? À quel rythme ? Comment ne pas s'inquiéter de ce futur incertain ? Quels seront les prochains obstacles à affronter ? Comment comprendre et supporter l'autre ? Comment vivre notre propre peine ? Comment contenir notre colère ? Avons-nous la force et les ressources nécessaires pour faire face à cette situation ? Comment nous préparer aux changements ? Quand faut-il commencer à faire des modifications dans notre vie ? Comment repenser l'avenir quand le présent est si accaparant ?

Ces questions, bien légitimes, soulèvent de fréquentes discussions. Les divergences d'opinion à propos des décisions à prendre et les différentes façons de s'adapter aux événements critiques peuvent entraîner des conflits entre vous, votre conjoint ou votre conjointe et les autres membres de votre famille. Vous êtes appelés à trouver des consensus, à rechercher des moyens de conserver des liens significatifs, à intégrer les multiples changements et à continuer votre vie. Cela signifie un ajustement continuel en présence de la maladie et la recherche de compensations pour les pertes et les limites qui en résultent. Répondre à vos besoins, à ceux de la personne atteinte de même qu'aux exigences de la situation font partie des lourdes responsabilités que vous avez à assumer.

Vivre au jour le jour lorsque l'avenir est incertain

La maladie de Parkinson bouleverse vos rêves, vos ambitions ainsi que les plans d'avenir et de retraite que vous aviez bâtis ensemble. C'est souvent une course contre la montre et la navette entre la maison, l'hôpital, la pharmacie, le bureau, le CLSC et les ressources communautaires. Vous devez composer avec les visites répétées chez le médecin, les ajustements fréquents de la médication et les traitements de physiothérapie, un régime essoufflant entrecoupé de trop brefs moments de répit. Dans cette valse quotidienne, il est normal d'être inquiet pour soi et pour l'autre.

Comme cette maladie est neurologique et dégénérative, avec le temps, divers signes cliniques apparaissent et progressivement une détérioration s'installe. Les problèmes de santé augmentent, l'incertitude face à la situation grandit et des services de soutien doivent être planifiés. Aux craintes associées aux changements physiques importants s'ajoutent parfois des soucis financiers et légaux.

Une étude récente présente les difficultés évolutives vécues par le conjoint ou la conjointe d'une personne atteinte de la maladie Parkinson. Dans l'éventail des problématiques rapportées par les conjoints, on signale de l'inquiétude, des tensions, des frustrations liées aux problèmes de communication, du stress résultant des soins directs et quotidiens à apporter, des conflits de rôle, des attentes divergentes de la part des deux conjoints, des soucis économiques, des ressources insuffisantes, le sentiment d'être victime de manipulation en constatant certaines attitudes de la personne atteinte et, finalement, la lourdeur globale de la situation.

La perspective d'une telle série de modifications fait craindre le pire. Une impression de perdre tous ses moyens peut s'installer. Vous n'êtes pas à l'abri de la fatigue ni de l'épuisement. La dépression aussi peut s'immiscer dans votre vie. Mais l'espoir existe…

S'adapter aux changements

Certains conjoints choisissent de lutter contre la maladie de Parkinson et de maintenir le même niveau d'activités le plus longtemps possible. Lorsque des changements majeurs surviennent, ils se mobilisent et recourent à leurs proches ou à d'autres ressources pour recevoir de l'aide. Au fur et à mesure, ils développent des habiletés à reconnaître les besoins différents de chacun et à rechercher des moyens pour parer à plusieurs éventualités.

D'autres tentent de s'adapter en comblant les manques à n'importe quel prix. Ils accomplissent toutes les tâches et demandent rarement de l'assistance. Si du soutien est offert, ils ont beaucoup de difficulté à l'accepter. Les horaires doivent être respectés à la perfection et ils ne se permettent aucune faille. Plusieurs conjoints arrivent alors à un moment où ils deviennent divisés, complètement épuisés et croulent sous les multiples responsabilités qu'ils se sont eux-mêmes imposées. Les règles trop strictes étouffent l'évolution de chacun et deviennent insupportables. Bien que cette étape soit difficile à résoudre, la révolte temporaire qu'elle suscite permet d'assouplir les règles en apprenant à chacun à respecter ses besoins et à exprimer les divers sentiments qui l'habitent. C'est souvent à ce moment que les conjoints réévaluent le sens de leur vie, leurs valeurs, leur rythme quotidien, leur qualité de vie, leurs relations avec les êtres chers qui les entourent et c'est enfin ce qui leur procure satisfaction et bonheur véritable. Ils essaient alors de trouver des façons nouvelles de s'adapter à la situation présente en modifiant ce qu'ils peuvent contrôler et en délaissant les éléments qui ne sont pas de leur ressort.

Vous aussi vous pensez à faire des choix et à prendre des décisions importantes ? Vous sentez que des transformations sont nécessaires afin de poursuivre cette vie qui ne sera plus jamais la même ? Cette étape de transition est tout à fait normale et attendue dans les circonstances. Le carrefour où la vie vous a donné rendez-vous débouche maintenant sur ces importantes remises en questions. Réviser vos valeurs et vos croyances, faire le ménage des relations que vous entretenez avec votre entourage, parler de vos aspirations et de vos préoccupations, chercher à faire respecter vos besoins sont tous des éléments qui vous permettront de retrouver un équilibre, une harmonie de même qu'un certain contrôle sur les événements.

Pour conserver force et énergie, vous pouvez aussi vous accorder plus de temps pour accomplir les tâches quotidiennes. Établir de nouvelles priorités, se mettre des limites et les respecter, déléguer ce qui peut être accompli par d'autres personnes, voilà quelques-uns des apprentissages qu'il vous est possible de réaliser. Avec un peu d'esprit d'organisation et en faisant preuve de flexibilité, en dosant les périodes d'activité, d'exercice, de travail et de repos, vous arriverez aussi à maintenir votre stress à un niveau tolérable. Agenda, calendrier, système de filières, routine pour assurer les divers paiements, listes à jour des médicaments et des numéros de téléphone importants, papiers légaux en ordre, environnement confortable et équipements adaptés sont des outils précieux qui sauvent du temps, conservent l'énergie, diminuent les inquiétudes et évitent les conflits.

Comme la vie se transforme, vous avez également à vous redéfinir dans le couple et en tant qu'individu, parent, grandparent, ami, etc. Lorsque le quotidien tourne presque exclusi-vement autour de l'organisation de la maison et des soins à donner, le défi est de taille. Aussi, dans les périodes difficiles, il est essentiel que vous preniez soin de vous-même et que vous vous donniez une place en tant que personne. Sinon, les agents stressants accumulés pourront se répercuter sur votre état de santé et entraîner divers problèmes physiques et psychologiques nécessitant parfois une hospitalisation. Si le pilier principal, celui de votre couple, s'écroulait, votre famille ne serait guère avancée.

Force est de constater que le chemin à parcourir est par-semé d'embûches. Mais si la route est obligatoirement sinueuse, elle comporte aussi des clairières plus sereines et d'heureux détours à découvrir.

Connaissance de la maladie de Parkinson

Pour être en mesure de faire face aux moments critiques, qui seront inévitables, une première étape consiste à bien comprendre la maladie de Parkinson. Il est donc souhaitable de lire sur le sujet, de poser des questions et de chercher des réponses. Il est aussi essentiel :

- de reconnaître les manifestations cliniques de la maladie de Parkinson chez votre conjoint, votre conjointe ;
- de comprendre le rôle de sa médication et des effets secondaires possibles ;
- d'identifier les périodes de fluctuations motrices ;
- de considérer les impacts psychologiques de la maladie sur la personne atteinte, sur vous et vos proches.

Frustrations, malentendus et tensions naissent souvent d'une mauvaise compréhension de la maladie et des change-ments qu'elle crée. Ainsi, le phénomène de fluctuations motrices lié à la prise de médicaments et à l'évolution de la maladie est parfois interprété comme un manque de volonté, de la manipulation ou encore une absence d'initiative. Lorsqu'il y a une meilleure compréhension de cette situation, à savoir qu'elle fait partie intégrante de la maladie, de la durée des traitements qui y sont associés et qu'elle est hors du contrôle de celui ou celle qui en est affectée, la colère originellement engendrée par l'événement peut se transformer en énergie créatrice de recherche de solutions.

Communication

Si parler est une action qui se fait tout naturellement, bien se comprendre est la plupart du temps beaucoup plus ardu. Une bonne communication n'est pas toujours facile à établir ni à maintenir. En effet, certains éléments peuvent brouiller les ondes. Par ailleurs, il peut s'avérer relativement plus complexe de s'exprimer lorsque le stress, l'intimidation et l'inquiétude teintent nos propos.

Il vous faut donc aborder librement les sujets et les questions qui vous préoccupent avec les membres de l'équipe de soins (médecin, infirmière, ergothérapeute, physiothérapeute, nutritionniste, neurologue, psychologue, orthophoniste, travailleuse sociale). Le partage d'informations favorise l'établissement d'une complicité profitable pour tous. Une communication ouverte encourage de meilleurs échanges, facilitant du même coup le suivi de la personne atteinte et le soutien de la famille.

De plus, pour être partenaire à part entière face à la maladie de Parkinson, il est primordial d'accorder autant d'importance à ses propres sentiments qu'à ceux de la personne atteinte. Un canal de communication doit être entretenu pour permettre l'expression mutuelle des craintes, des désirs et des besoins respectifs de chacun.

Mais doit-on faire de la maladie de Parkinson le sujet de toutes les conversations ?

Il est normal que vous preniez beaucoup de temps pour discuter des impacts de la maladie sur votre vie et des tâches quotidiennes à accomplir. Cependant, il faut faire attention de ne pas réduire les échanges à ces seuls sujets. Il est bénéfique de garder contact avec tout ce que la vie vous apporte à chacun. Il est aussi nécessaire de profiter de moments de calme et de paix, où la maladie cesse de prendre toute la place. Les bonheurs sont présents dans les gestes et les événements de tous les jours, il importe de rester en contact avec la vie et de continuer à parler de la pluie et du beau temps, de pester contre l'hiver si long, de critiquer les décisions du premier ministre et de nos élus, de s'enthousiasmer pour la performance exceptionnelle d'un acteur dans le dernier film de Spielberg, de chialer contre le prix de l'essence, de discuter des choix des semences du jardin, de se remémorer l'excellence d'un repas dégusté lors des dernières vacances, de rire de sa dernière gaffe, de s'emballer pour son dernier achat de vêtements en solde… et quoi encore !

Comment aborder avec philosophie cette nouvelle réalité ?

La maladie faisant partie du quotidien, il est évident que de multiples changements s'installent progressivement. Tantôt, les choses sont simples, et d'autres fois très compliquées. Cette nouvelle réalité n'est donc pas toujours commode à gérer. Même guidé par le sentiment de bien faire, il est possible d'être trop sévère envers soi et aussi envers les êtres qui nous sont chers. Tout le monde a le droit de se tromper, de se fâcher, de se sentir débordé et impuissant ou de devenir impatient par moments. Les responsabilités journalières sont complexes et exigeantes. Il est bon de s'accorder le droit à l'erreur, de s'excuser, de se pardonner mutuellement, car personne n'est parfait. Être solidaires pour affronter à deux ou en famille les problématiques qui surgissent peut favoriser l'adaptation et la recherche d'éléments de solutions.

Certaines stratégies peuvent être adoptées pour appuyer votre cheminement. La focalisation de la pensée est une technique efficace qui propose d'ignorer consciemment les aspects négatifs d'une situation pour porter uniquement l'attention sur les facteurs positifs. Centrer l'énergie sur ce qui est conservé, c'est-à-dire sur les capacités résiduelles plutôt que sur ce qui est perdu, permet un regard plus réconfortant sur la réalité. Choisir de prendre les choses du bon côté avec un brin de légèreté et d'optimisme permet également d'ensoleiller ses journées. Il importe de continuer à rechercher la compagnie des personnes et des choses qui apportent du plaisir ou font du bien, enchantent et apaisent. Le vieux proverbe populaire « vaut mieux en rire que d'en pleurer » fait appel au gros bon sens. Ainsi, l'utilisation de l'humour au quotidien allège et dédramatise les événements d'abord vécus comme difficiles.

La maladie de Parkinson est quelquefois sournoise. Dans la même journée, une personne peut expérimenter de très bons moments, qui lui font presque oublier la maladie. En contrepartie, elle a parfois tellement de difficulté à se mouvoir, à parler ou à penser, qu'il lui est alors impossible de faire abstraction de son état de santé, et le sentiment d'être prisonnière de son corps resurgit.

Si les fluctuations motrices sont le lot de plusieurs personnes atteintes de la maladie de Parkinson, elles ont également une influence sur l'entourage. Il faut donc tirer partie des bons moments. Planifier les activités quotidiennes en fonction des meilleures périodes de la journée implique une réorganisation de l'horaire journalier. Dans cette aventure, chacun devra faire preuve de respect, de tolérance, de flexibilité et d'adaptabilité. Par exemple, la lecture du journal du matin peut très bien se faire le soir. Pourquoi pas ?

Prendre soin de soi pour prendre soin de l'autre

Pour affronter les moments plus pénibles et continuer à apporter les soins nécessaires à la personne atteinte, il est bon

127

de s'accorder régulièrement du temps pour se ressourcer et prendre soin de soi. À l'opposé d'un acte égoïste, cette décision vous permet de donner de meilleurs soins, durant une plus longue période et avec plus de satisfaction. Vous prévenez par le fait même plusieurs problèmes de santé physique, mentale et émotionnelle pour vous et votre partenaire. Parmi les mesures aidantes, vous avez peut-être choisi :

- d'établir des frontières pour votre bien-être et celui de la personne atteinte, comme faire respecter votre espace, votre intimité, votre solitude, vos différences, etc. ;
- de prendre soin de vos besoins physiques, affectifs, culturels et autres ;
- de vous accorder un répit adéquat : des périodes d'arrêt, des moments d'évasion, des sorties pour flâner ;
- de vous faire de petits plaisirs ;
- de faire preuve de bonté et d'indulgence envers vous-même ;
- de mobiliser vos ressources personnelles, familiales, professionnelles et communautaires ;
- de valoriser l'entraide au sein de votre entourage ;
- de demander, d'accepter et d'apprécier l'aide et le soutien qui vous sont offerts ;
- d'offrir à votre corps et à votre âme du temps pour relaxer ;
- de prendre du recul par rapport à vos rôles et à vos relations avec les autres ;
- de faire de la place à l'écoute, à la tendresse, à la complicité ;
- d'accepter vos faiblesses, vos limites et vos forces insoupçonnées.

Toutes ces actions que vous posez à chaque jour peuvent vous aider à assumer vos responsabilités journalières, à conserver votre vitalité et à vous épanouir. Elles embellissent et enrichissent votre vie ainsi que celle de votre partenaire. Prendre soin de soi pour pouvoir en retour prendre soin de l'autre devient un acte de compassion, un rituel de guérison.

Aimer quelqu'un tout en lui offrant des soins et de l'aide

Au cours des années qui suivent l'évolution de la maladie de Parkinson, beaucoup d'énergie sera déployée pour assurer soins, confort, sécurité et soutien à l'autre. Quelles sont donc les motivations qui vous permettent d'accomplir quotidiennement ce rôle ?

L'engagement affectif est sans aucun doute l'élément le plus significatif à considérer. Il est reconnu que l'aide offerte dans un acte de réciprocité naturelle est celui qui entraîne davantage de satisfaction. Toute action et tout geste posés par amour, considération profonde et affection seront vécus comme partagés, même si une personne semble donner plus que l'autre. À l'inverse, si l'engagement est de nature artificielle ou dépourvu d'affectivité, c'est-à-dire si les choses sont faites par obligation, il produira du stress additionnel et toute une gamme de sentiments teintés par la frustration, la colère, la culpabilité, le ressentiment, etc. Dans ce contexte, prendre soin de l'autre et lui témoigner du soutien devient très difficile.

Il existe vraisemblablement d'autres gratifications qui vous confortent dans votre rôle d'aidant. Parmi celles-ci, le sentiment d'être utile, de relever un défi, de maintenir l'unité du couple et de la famille, de détenir le sens des vraies valeurs, d'échanger et, enfin, de partager quelque chose d'unique.

Certaines de vos croyances vous aident aussi à tenir bon dans votre rôle d'accompagnement lorsqu'elles vous offrent de nouvelles perspectives et des solutions innovatrices devant les difficultés rencontrées. Ainsi, vos fonctions sont grandement facilitées si vous croyez être capables de traverser ensemble les diverses épreuves. La stabilité et la cohésion de votre famille, la forces des liens qui tissent votre couple, le souvenir de succès obtenus lors d'épreuves passées, la perception de pouvoir agir sur certains événements, la certitude de recevoir le soutien nécessaire et la capacité de puiser dans vos valeurs spirituelles peuvent vous soulager et vous redonner vigueur et entrain.

Un fort sentiment de garder le contrôle sur votre vie et sur les situations est un dernier facteur digne de mention, car il vous stimule à continuer d'aimer l'autre tout en lui procurant soins, aide et soutien. Cela s'observe de plusieurs façons. Par exemple, lorsque vous abordez la vie d'une manière plutôt positive et que vous ne traitez pas la personne atteinte de Parkinson comme « la cause » de vos problèmes. Lorsque vous éprouvez de la satisfaction par rapport à vous-même, à vos efforts, au bon travail accompli et devant vos réalisations quotidiennes, qu'elles soient grandes ou petites. Lorsque vous vous sentez capable d'acquérir de nouvelles connaissances et d'expérimenter des habiletés qui, jusque-là, étaient demeurées inexplorées. Lorsque vous sentez que vous avez une influence sur la qualité de vie de la personne atteinte et sur la qualité des soins qu'elle reçoit. Enfin, lorsque vous connaissez les ressources disponibles qui vous entourent et que vous les utilisez selon vos besoins.

Conclusion

La maladie de Parkinson est un désordre neurologique complexe qui touche à tous les aspects de la vie de la personne atteinte et de ses proches. Les bouleversements qu'elle crée sont à la fois intimes et partagés par la famille. Quand on tente de comprendre ce processus du point de vue du partenaire, on s'aperçoit que les obstacles sont nombreux, et qu'ils s'influencent les uns les autres. Vivre avec une personne atteinte de Parkinson entraîne des pensées, des émotions, des attitudes et des comportements variés. Toutefois, les conjoints partagent une connaissance de la vie et de la maladie, avec ses hauts et ses bas, que plusieurs d'entre nous ignorent. Il est impressionnant de constater qu'ils possèdent en général un ressort intérieur qui leur permet de trouver des moyens afin de rebondir avec force et énergie, même dans les périodes d'adversité. Ce « ressort invisible » semble les aider à faire face à l'inacceptable, à survivre, à se découvrir et, enfin, à répondre eux-mêmes à leurs besoins.

Chapitre 5

Les ressources au Québec

Ont collaboré à l'élaboration, la rédaction
et la révision de cette section :

Line Beaudet
Manon Desjardins
Mélanie Doyle

Société Parkinson du Québec

L a Société a pour but d'offrir aux personnes atteintes de la maladie, à leur famille, aux professionnels de la santé ainsi qu'au public en général le plus d'informations possible sur la maladie. Vous trouverez à notre bureau un vaste éventail de livres, de brochures et de vidéos pour répondre à vos besoins. Plusieurs documents sont disponibles pour consultation sur place ou pour un emprunt de courte durée. D'autres peuvent être achetés sur place ou commandés par téléphone au 514-861-4422 ou au 1-800-720-1307.

La Société Parkinson du Québec assure une liste à jour des ressources disponibles au Québec, laquelle peut être consultée soit sur le site Internet ou par téléphone. Au moment de la parution de cet ouvrage, les ressources au Québec sont les suivantes :

Livres

En français :

- La maladie de Parkinson. Dr Pierre Pollack, 2000.
- La maladie de Parkinson… Une étape à la fois. Questions et réponses à l'intention des patients et des professionnels de la santé. J. David Grimes, 1989.

En anglais :

- Caring for the Parkinson Patient, A Practical Guide. J.T. Hutton and R.L. Dippel, 1989, 1999.
- In Sickness and in Health, Sex, Love, and Chronic Illness. L. Carlto, 1996.

- Parkinson's Disease. Questions and Answers. R. Hauser and T. Zesiewicz, 1997.
- Parkinson's, One Step at a Time. Problems and Answers for Patients and Health Professionals. J. David Grimes, 1994, 1999.
- Taking Charge : A guide to living with Parkinsonism. Parkinson Society Canada, 1999.
- Understanding Parkinson's Disease. A Self-Help Guide. D. Cram, 1999.
- Young Parkinson's Handbook. A Guide for Patients and Their Families. The American Parkinson Disease Association, 1995.

Vidéos

En français :

- Maintenir l'autonomie des aînés par l'adaptation du domicile. SCHL.
- Vivre chez moi. CLSC Côte-des-Neiges.
- Spécialement pour vous : Programme d'exercices pour les personnes souffrant de la maladie de Parkinson. Boehringer Ingelhein.

En anglais :

- Celebration: Keys to Successful Eating. Institute for Rehabilitation Services.
- Gentle yoga.
- Just for you: An exercise program for individuals with Parkinson.
- Tai Chi for seniors.
- Tai Chi for people with Parkinson's.

Ligne InfoParkinson

La ligne InfoParkinson est un service téléphonique permettant à toute personne francophone, habitant n'importe où au

Canada, de recevoir gratuitement des informations sur la maladie. On peut rejoindre une infirmière du lundi au vendredi, de 9 h à 17 h, au numéro sans frais 1-800-720-1307 ou au 514-861-4422 pour les résidants de la région de Montréal.

Sites Internet

La Société Parkinson du Québec publiera en 2002 un site Internet pour rendre accessibles à un plus grand nombre de personnes les informations contenues dans ce guide et beau-coup plus encore ! Le site sera mis à jour régulièrement et présentera notamment les dernières nouvelles sur la recherche, le calendrier des activités organisées par la Société partout à travers le Québec. Vous pourrez vous inscrire à un groupe d'entraide à titre d'internaute. Le site officiel de la Société Parkinson du Québec pourra être visité à l'adresse suivante :

http://www.infoparkinson.org

La Société Parkinson du Québec veut permettre à ses membres d'accéder au plus grand nombre possible de publications en français, c'est pourquoi elle a conclu un accord avec des associations européennes francophones pour permettre la libre circulation d'une grande quantité d'informations entre les associations qui se sont réunies au sein du « Réseau Parkinson francophone ». Vous pouvez accéder au Réseau Parkinson francophone, et au site de chacune des associations partenaires à l'adresse :

http://www.reseauparkinson.org/

Si vous maîtrisez la langue anglaise, nous vous invitons à visiter le site de la Société Parkinson Canada :

http://www.parkinson.ca/

Par ailleurs, voici quelques sites dignes d'intérêt :

Ressources au Québec et au Canada

Ministère de la Santé et des Services sociaux :
www.msss.gouv.qc.ca

Communication Québec :
www.comm-qc.gouv.qc.ca

Fédération de l'Âge d'or du Québec :
www.fadoq.ca

Régie des rentes du Québec :
www.rrq.gouv.qc.ca

Santé Canada :
www.hc-sc.gc.ca/francais

Associations pour la maladie de Parkinson

En français :

Parkliste :
www.reseauparkinson.org/parkliste/index.html

En anglais :

Index de signets pour la maladie de Parkinson :
www.pdindex.com

We move :
www.wemove.org

American Parkinson Disease Association :
www.apdaparkinson.com/

Michael J Fox organisation :
www.michaeljfox.org

Parkinson disease foundation :
www.pdf.org

National Parkinson Foundation :
www.parkinson.org

Parkinson's information :
www.parkinsonsinfo.com

People living with Parkinson's :
www.plwp.org

Parkinson New Zealand :
http://webnz.com/parkinsons/

James Parkinson :
http://james.parkinsons.org.uk/

Parkinson's association of Ireland :
www.officeobjects.com/PARKINSONS

Société Parkinson Canada :
www.parkinson.ca

The Bachmann-Strauss Dystonia & Parkinson Foundation :
www.dystonia-parkinsons.org

The Parkinson Unity Walk :
www.parkinsonwalk.org

Institut neurologique de Montréal :
www.mcgill.ca/mni

Canadian movement disorder group :
www.cmdg.org

McGill Centre for Studies in Aging :
www.mcgill.ca/mcsa

American society for neural transplantation and repair :
www.asntr.org

The center for neurological study :
www.cnsonline.org

Jeunes et MP

www.young-parkinsons.org.uk

http://members.aol.com/apdaypd/index.html

Médicaments

www.cmdg.org/medicati/Medication/medication.htm

www.rxmed.com

http://my.webmd.com/drugs

Exercices

www.cnsonline.org/www/archive/parkins/park-03.txt

Nutrition

www.cnsonline.org/www/archive/parkins/park-02.txt

Aidants naturels

Regroupement des aidants et aidantes naturel(le)s de Mtl. :
www.cam.org/~raanm

www.caregiver.org

www.parkinsonscare.com/

Recherches médicales

Doctor's guide :
www.docguide.com

Etudes cliniques aux États Unis :
www.clinicaltrials.gov

Réseau de la santé

C ette section présente les principales composantes du réseau québécois de la santé, les services privés complémentaires à celui-ci, les programmes d'aide spécialisés pour les gens atteints de la maladie de Parkinson et plusieurs informations sur l'hébergement.

Structure et fonctionnement du réseau québécois de la santé

Le système de santé et de services sociaux constitue un réseau dont le but est de maintenir et d'améliorer les capacités physiques, psychiques et sociales de tous les citoyens et de toutes les citoyennes. Il existe au sein de celui-ci plusieurs types d'institutions.

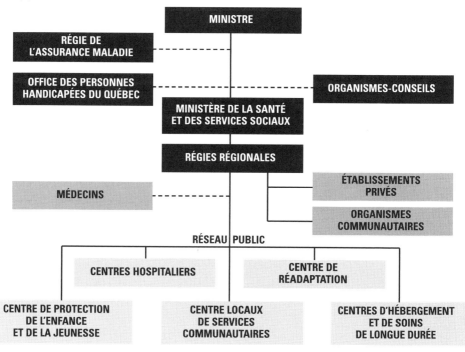

Source : http://www.msss.gouv.qc.ca/f/reseau/index.htm

Régies régionales

Les régies régionales de la santé et des services sociaux doivent agir à titre de maîtres d'œuvre dans la planification, l'implantation, l'organisation et la coordination des programmes et des services ainsi que dans l'allocation des ressources sur le territoire. Les régies régionales ne dispensent pas de services directement, mais ce sont elles qui décident de donner priorité à certains besoins plutôt qu'à d'autres dans votre région.

Hôpitaux et centres d'hébergement

Les hôpitaux du réseau de la santé sont regroupés sous plusieurs appellations. On les classifie en fonction du type de services qu'ils offrent. Ainsi, un hôpital général sera appelé un CHSG (**C**entre **H**ospitalier de **S**oins **G**énéraux Un hôpital affilié avec une université sera identifié en fonction de cette université, par exemple le CHUM et le CHUL (**C**entre **H**ospitalier de l'**U**niversité de **M**ontréal ou de l'**U**niversité **L**aval).

Parmi les acronymes fréquemment rencontrés, on retrouve celui qui désigne les centres d'hébergement : CHSLD (**C**entre d'**H**ébergement et de **s**oins de **L**ongue **D**urée). Ces centres sont gérés par le gouvernement et font partie du réseau public de la santé.

CLSC

À l'origine, les CLSC (**C**entres **L**ocaux de **S**ervices **C**ommunautaires) ont été créés pour devenir les portes d'entrée du système de la santé et désengorger les urgences des grands centres. Ils interviennent dans la communauté et à domicile. Les services dispensés varient énormément d'un CLSC à l'autre. Aussi est-il préférable de s'informer directement pour connaître les services disponibles dans son quartier.

Les CLSC offrent des programmes variés. Parmi les plus intéressants, on retrouve :

- les services généraux (vaccination, suivi de santé, etc.) ;

- les services à domiciles (soins, évaluation de l'environnement, maintien à domicile, etc.) ;

- info-santé (infirmière au téléphone 24 heures sur 24 pour répondre aux questions relatives à la santé ou au système de santé).

Les CLSC desservent toute la province de Québec et leurs territoires sont divisés par secteurs d'après un ensemble de codes postaux. Pour connaître son CLSC et ses services :

Association des CLSC, 514-931-1448

Site Internet :

http://www.msss.gouv.qc.ca/f/reseau/index.htm

Centres de réadaptation

Ces centres offrent des services ayant trait à l'adaptation, à la réadaptation et à l'intégration sociale. Les services sont offerts à des personnes dans le besoin, en raison de leurs déficiences physiques ou intellectuelles, de leurs difficultés d'ordre comportemental, psychosocial ou familial, ou de leurs problèmes d'alcoolisme ou de toxicomanie. Des services d'accompagnement et de soutien aux membres de l'entourage sont parfois disponibles. Les centres de réadaptation fonctionnent sur référence médicale seulement.

Hôpitaux de jour

Les hôpitaux de jour offrent un service de consultations externes ayant pour but de rétablir l'état de santé d'une personne sans recourir à l'hospitalisation. Dans ce cas, le sujet retourne chez lui le soir. Aussi, les interventions seront effectuées par une équipe de professionnels, qui évaluera les besoins biologiques, psychologiques et sociaux de la personne, de manière à favoriser son maintien à domicile, dans des conditions adéquates, le plus longtemps possible. Pour être admis dans un tel service, une demande doit être complétée par un professionnel de la santé.

Centres de jour

Les centres de jour offrent des programmes qui contribuent à maintenir les personnes âgées, en perte d'autonomie, dans leur milieu de vie naturel le plus longtemps possible. Pour ce faire, une équipe de professionnels travaille avec la personne atteinte pour l'aider à conserver ou à améliorer ses capacités actuelles. Les activités sont regroupées selon les besoins spécifiques de la clientèle. Plusieurs centres de jour offrent des programmes adaptés aux gens vivant avec la maladie de Parkinson (voir section *Groupes d'exercices*)

Chaque hôpital ou centre de jour couvre un territoire défini. Cependant, il arrive qu'une personne résidant en dehors du territoire soit acceptée, mais elle doit, dans ce cas, fournir son propre transport.

Pour avoir accès à ces services, le CLSC fait une demande. Il y a fréquemment une liste d'attente et des délais avant d'être admis.

Réseau de la santé et services privés

Le Québec est desservi en grande partie par des services publics. Certains professionnels de la santé offrent toutefois leurs services professionnels dans le secteur privé. Par exemple, des infirmiers et infirmières, des infirmiers auxiliaires et infirmières auxiliaires, du personnel préposé ou des auxiliaires familiales peuvent offrir leurs services contre rémunération. Il est toujours important de vérifier si ces gens sont qualifiés sur le plan professionnel pour exercer leur fonction. Ils sont alors considérés comme des travailleurs autonomes et sont protégés par une assurance professionnelle, à la condition d'être membres d'un ordre professionnel.

D'autres professionnels de la santé comme les ergothérapeutes, les physiothérapeutes et les diététistes offrent aussi des consultations privées contre rémunération. Certaines compagnies d'assurances couvrent une partie ou la totalité des frais engagés, d'autres pas. Il est indispensable de vérifier au préalable auprès de l'assureur.

Dans les cliniques médicales privées, seules les consultations avec les médecins sont couvertes par la RAMQ. Les soins dispensés par les autres professionnels doivent être payés par l'utilisateur ou l'utilisatrice du service et, éventuellement, certains services seront remboursés par les compagnies d'assurance privée, mais il faut se souvenir que chacune a son régime et ses conditions.

Les professionnels de la santé doivent être membres d'une association qui reconnaît leur formation, assure une certaine qualité de services et protège le public. La liste de diverses associations québécoises est présentée ci-après. Souvent, les personnes qui oeuvrent dans les établissements privés sont spécialisées dans un domaine en particulier. Il ne faut pas craindre de questionner les professionnels concernant leurs compétences. La santé, c'est important !

Acupuncture

Ordre des acupuncteurs du Québec
1001, de Maisonneuve Est, Montréal (Qc), H2L 4P9
(514) 523-2882
1-800-474-5914

Chiropratie

Ordre des chiropraticiens
7950, boulevard Métropolitain Est, Anjou (Qc), H1K 1A1
(514) 355-8540

Diététique

Ordre professionnel des diététistes du Québec
1425, boulevard René-Lévesque Ouest, Bureau 703, Montréal (Qc) H3G 1T7
(514) 393-3733
1-888-393-8528
http://www.opdq.org

Ergothérapie

Ordre des ergothérapeutes du Québec
2021, avenue Union, bureau 920, Montréal (Qc), H3A 2S9
Téléphone : (514) 844-5778
1-800-265-5778

Soins infirmiers

Ordre des infirmières et infirmiers du Québec
4200, boul. Dorchester Ouest, Montréal (Qc), H3Z 1V4
Téléphone : (514) 935-2501
1-800-363-6048 (Au Québec)
Courrier électronique : **inf@oiiq.org**
http://www.oiiq.org

Ordre des infirmières et infirmiers auxiliaires du Québec
531, rue Sherbrooke Est, Montréal (Qc) H2L 1K2
(514) 282-9511

http://www.oiiaq.org
oiiaq@oiiaq.org

145

Médecine

Collège des médecins du Québec
2170, boul. René-Lévesque Ouest,
Montréal (Qc), H3H 2T8
Téléphone : (514) 933-4441
1 888 MÉDECIN
www.cmq.org

Orthophonie

Ordre des orthophonistes et audioprothésistes du Québec :
1265, rue Berri, bureau 730, Montréal (Qc) H2L 4X4
Téléphone : (514) 282-9123
http://www.ooaq.qc.ca/

Physiothérapie

Ordre professionnel des physiothérapeutes du Québec
7101, rue Jean-Talon Est, bureau 1120,
Anjou (Qc) H1M 3N7
(514) 351-2770
1-800-361-2001

Psychologie

Ordre des psychologues du Québec
1100, avenue Beaumont, bureau 510,
Mont-Royal (Qc), H3P 3H5
(514) 738-1881
1-800-363-2644

Service social

Ordre professionnel des travailleurs sociaux du Québec
5757, avenue Decelles, bureau 335,
Montréal (Qc), H3S 2C3
(514) 731-3925
1-888-731-9420

Aussi, bien qu'ils ne soient pas régis par un ordre professionnel, les massothérapeutes peuvent vous être référés par une association :

Massothérapie

Fédération québécoise des massothérapeutes
1265 Mont-Royal est,
Montréal (Qc), H2J 1Y4
(514) 597-0505
1-800-363 9609
http://www.fqm.qc.ca

Services à domicile

Les services de soins à domicile sont coordonnés par les CLSC (voir section *Réseau de la santé*). Ils devront parfois être complétés par des agences privées ou des gens que vous aurez vous-même embauchés (voir sections *Soins à domicile* ou *Infirmiers et infirmières* dans les pages jaunes). Informez-vous des services offerts, des garanties professionnelles, du type de paiement, etc.

Il se peut aussi que vous souhaitez avoir de l'aide pour l'entretien ménager, la peinture, les travaux extérieurs ou simplement recherchez les services de coiffure à domicile. La Fédération des centres d'action bénévole du Québec peut alors vous renseigner au (514) 843-6612 ou au 1-800-715-7515.

Pour les repas à domicile, il existe des organismes qui offrent le service de repas chauds et congelés à la maison, à un coût minime. Les plus connus sont les popotes roulantes, qui sont organisées par des bénévoles. Contactez le CLSC de votre région afin d'identifier l'organisme et les critères d'admissibilité.

Cliniques spécialisées

Il existe actuellement au Québec sept cliniques spécialisées dans le traitement et le suivi des personnes parkinsoniennes. Elles veulent offrir un soutien global à toutes les personnes atteintes de la maladie.

Région de Montréal :

Centre McGill d'études sur le vieillissement
6825, boul. Lasalle, Verdun, H4H 1R3
Téléphone : 514-766-2010
Télécopieur : 514-888-4050

Centre hospitalier de l'Université de Montréal
Unité des troubles du mouvement André-Barbeau,
Hôtel-Dieu, Pavillon Jeanne Mance,
3840, rue Saint-Urbain, 5e étage, Montréal, H2W 1T8
Téléphone : 514-890-8000 poste 15508
Télécopieur : 514-412-7139

Hôpital général juif de Montréal
3755, Côte Sainte-Catherine, Montréal, E-005,
Montréal, H3T 1E2
Téléphone : 514-340-8222 poste 4296
Télécopieur : 514-340-7567

Institut de neurologie de Montréal
3801, Université, Montréal, H3A 2B4
Téléphone : 514-398-1927
Télécopieur : 514-398-3972

Région de Québec :

Hôpital de l'Enfant Jésus
Polyclinique Sainte-Anne, Clinique mémoire et mouvement
65, Sainte-Anne, 3e étage, Québec, G1R 3X5
Téléphone : 418-649-0252 (Enfants Jésus)
ou 418-692-2227 (Clinique)
Télécopieur :418-692-3338

Région de Sherbrooke :

Centre de santé universitaire de l'Estrie-Site Fleurimont
Clinique des désordres du mouvement du CUSE
3001, 12e Avenue Nord, Sherbrooke, J1H 5N4
Téléphone : 819-564-5238
Télécopieur : 819-564-5316

Préparer sa visite médicale

Les visites chez le médecin sont très importantes pour les personnes atteintes de la MP. En effet, ces visites vont influencer le diagnostic et orienter les traitements médicamenteux. Aussi, il est primordial de préparer sa rencontre en notant à l'avance ses questions, les choses qui ont été remarquées à la suite de son dernier rendez-vous, l'efficacité de ses médicaments, etc. Cela permettra au médecin de mieux choisir les traitements et les soins, en vue d'un meilleur contrôle des symptômes.

À la suite de sa rencontre avec le médecin, se demander s'il a répondu à ses questions, s'il a expliqué le pourquoi des changements apportés ou pas aux médicaments, s'il a pris le temps d'écouter et de comprendre. Si une certaine insatisfaction a été ressentie, il y a des démarches à effectuer pour amélioration sa situation en tant que patiente ou patient. La décision d'en parler directement avec son médecin la prochaine fois peut être envisagée ou, si la situation est vraiment dérangeante, il est toujours possible d'aller consulter un autre médecin.

Hébergement

Au Québec, il existe différentes formes d'hébergement pour les gens n'ayant plus la capacité de rester dans leur domicile. Les résidences pouvant accueillir les personnes en perte d'autonomie sont les suivantes :

- le réseau de la santé public comprend les centres d'accueil et les CHSLD. Pour y être admis, il faut compléter une demande à partir de l'hôpital, lors d'une hospitalisation, ou encore faire une demande au CLSC. La personne en perte d'autonomie est évaluée et inscrite sur une liste d'attente en fonction des soins qu'elle requiert et du genre de milieu de vie qui lui serait le plus profitable.

- le réseau privé travaille aussi en collaboration avec le réseau public. Ainsi, le CLSC peut référer une personne à l'un ou l'autre des établissements privés situés sur son territoire. La Régie régionale possède aussi un bottin des ressources d'hébergement privé, lequel est disponible à son service de documentation. Au Québec, les résidences sont classées selon le type de services offerts. Avant de faire un choix de résidence, plusieurs points doivent être considérés et discutés. L'aménagement des lieux pourra-t-il satisfaire aux besoins présents et futurs de la personne qui sera hébergée ? Le personnel qui y travaille est-il en mesure d'offrir les soins de santé requis ? Est-ce que les services sont destinés seulement aux gens semi-autonomes ? Et que faut-il entendre par ce qualificatif ? Est-ce que les soins d'hygiène seront assurés si cela devient nécessaire ? Quel genre de surveillance est mis en place pour assurer la sécurité des usagers ? Comment les médicaments sont-ils gérés ? Etc.

Certaines agences privées offrent un service gratuit d'évaluation des besoins, de sélection et de visites des résidences privées :

Région de Montréal, Laval, Rive-Sud et Rive-Nord :

- Le Centre de référence du Grand Montréal vend une liste des résidences privées sur le territoire de Montréal, Laval et la Rive-Sud : 514-527-1375

- OPAHQ (Orientation des personnes âgées, hébergement Québec) Pour Montréal, Laval et la Rive-Sud : 514-990-8841

- Le Centre Visavie : 514-383-6826 (Montréal, Laval, Rive-Sud, Secteur est et secteur ouest)

- Agence Hébergement Rive-Sud : 450-449-1516 (Rive-Sud et Montréal)

- Trudeau et Turmel enr. : 514-584-3646 (Montréal et Rive-Sud)

Région de Québec :

- Gestion Ressources Santé : 418-652-0939

- Guay, Genest, Bernier : 418-529-2900

Région de Sherbrooke :

- Héberge-aide 819-566-7188

Région de Trois-Rivières :

- Info-résidence 819-693-0013

Services de répit

Un répit, aussi appelé hébergement temporaire, est un service qui permet à la famille ainsi qu'à la personne malade d'obtenir un temps d'arrêt. Ainsi, pour une période de vacances, de repos ou de convalescence, la personne malade ira séjourner dans un centre du réseau de la santé d'une manière temporaire. Ce service est accessible principalement par l'entremise des CLSC, et est offert en CHSLD. Ce service peut aussi être disponible dans le secteur privé (voir la section *Hébergement privé*).

Hébergement spécialisé pour les gens ayant la maladie de Parkinson

Il n'existe pas, à l'heure actuelle, de centres de santé publics ou privés spécialisés pour les gens souffrant de la maladie de Parkinson. Les centres d'hébergement sont choisis en fonction des différents besoins de la personne.

Autres services gouvernementaux

Vignettes de stationnement pour personnes handicapées

À un certain stade de la maladie, il est possible que des personnes éprouvent de la difficulté à marcher. Dans ce cas, les vignettes de stationnement à l'intention des personnes handicapées peuvent être très utiles. Pour se les procurer, il suffit de compléter une demande auprès de la Société d'assurance automobile du Québec (SAAQ). Une section du formulaire de demande doit être complétée par un professionnel de la santé : personnel infirmier, médecin ou ergothérapeute. Si la personne parkinsonienne n'est pas suivie par l'un de ces professionnels, elle n'a qu'à consulter son CLSC pour connaître la personne qui est en mesure de l'aider.

Pour obtenir le formulaire, communiquer avec la SAAQ, aux numéros de téléphones suivants :
Montréal : (514) 873-7620
Québec : (418) 643-7620
Ligne sans frais : 1 800 361-7620
www.saaq.gouv.qc.ca

On peut aussi se présenter dans un centre de service régional ; des frais de 15 $ seront exigés.

Services de transport adapté

Il existe au Québec un programme gouvernemental qui permet l'accès au service de transport adapté. Conformément à la loi

(L.R.Q., c. E-20), ce service s'adresse à « toute personne limitée dans l'accomplissement d'activités normales et qui, de façon significative et persistante, est atteinte d'une déficience physique ou mentale, ou qui utilise régulièrement une orthèse, une prothèse ou tout autre moyen pour pallier son handicap». Le ministère des Transports du Québec subventionne ce service dans une proportion de 75 %, les autres frais étant à la charge de la personne, des usagers ou des municipalités. Le service est offert dans 881 municipalités à travers le Québec.

Comme les services offerts varient beaucoup d'une région à l'autre, il est préférable de vérifier le type de ressource disponible dans sa localité (taxi, minibus adapté, etc.). Une fois que son admissibilité est confirmée dans une région, l'usagère ou l'usager a le droit d'utiliser les services offerts dans les autres régions sans avoir à s'y inscrire.

Lorsqu'une demande pour avoir accès à ce service est faite, un groupe de personnes l'analyse et décide de la forme de service qui sera offert à la personne concernée. Il est composé de représentants de la municipalité ou de l'organisme de transport, de représentants des personnes handicapées et de représentants du réseau de la santé et des services sociaux

Où s'adresser pour obtenir ces services ? Dans les bureaux de Transport Québec:

Abitibi-Témiscamingue–Nord-du-Québec
Jaclin Bégin (819) 763-3237, poste 386

Bas-Saint-Laurent–Gaspésie–Îles-de-la-Madeleine
Nelson Roy (418) 727-3674

Chaudière-Appalaches
Gaston Lafleur (418) 839-5581

Côte-Nord
Pierre Racine (418) 295-4765

Estrie
Jean Boucher (819) 820-3280, poste 205

Laurentides-Lanaudière
Guy Loiselle (450) 569-3057, poste 4010

Laval–Mille-Îles
Lise Céré (450) 680-6330, poste 242

Mauricie–Centre-du-Québec
Monique Boulanger (819) 371-6606, poste 290

Montérégie (Est-de-la-)
Suzanne Bussières (450) 677-8974, poste 229

Montérégie (Ouest-de-la-)
Guylaine Dulude (450) 698-3400, poste 224

Montréal (Île-de-)
Lucie Tremblay (514) 873-7781, poste 231

Organisme mandataire
Montréal et la région (STCUM)   (514)   280-5341

Outaouais
Robert Bégin (819) 772-3107, poste 233

Québec
Gérald Daoust (418) 380-2003

Saguenay–Lac-Saint-Jean–Chibougamau
Germain Dallaire (418) 695-7916

Sources : ministère du Transport du Québec : www.mtq.gouv.qc.ca

Plusieurs compagnies de transports, autobus, trains, avions, tentent aussi de faciliter les déplacements de ces personnes. Il faut vérifier auprès de chacunes pour connaître les modalités d'accès, les frais ou rabais pour les accompagnateurs, le type de services offert.

Équipements spécialisés

Au Québec, la Régie de l'assurance maladie défraie les coûts pour certains appareils orthopédiques, si la personne concernée ne détient pas déjà une protection en tant qu'adhérente à une assurance privée. Pour se procurer l'équipement, il faut :

- rencontrer un physiothérapeute ou un ergothérapeute du réseau de la santé (centre de jour, hôpital de jour, CLSC, centre de réadaptation, etc.), qui complétera une demande en y mentionnant qu'il a rencontré la personne atteinte de la maladie, qu'un processus de réadaptation a été entrepris et que l'équipement mentionné est nécessaire ;

- faire compléter en même temps par son médecin une prescription mentionnant le diagnostic, l'appareil nécessaire avec une description précise ainsi que la durée d'utilisation de cet appareil.

Il est possible de se procurer l'appareil nécessaire chez un fournisseur autorisé par la Régie de l'assurance maladie du Québec.

Les équipements disponibles contre un remboursement sont les suivants :

- canne quadripode ;

- canne simple (en complément d'appareils seulement) ;

- béquilles ;

- orthèses pour les doigts, la main, le bras, la jambe, le tronc ;

- prothèse ;

- déambulateur (marchette) ;

- fauteuil roulant manuel ou motorisé.

Les délais peuvent être assez longs, mais il est possible de louer un fauteuil pendant une certaine période, par exemple de 3 à 6 mois.

Source : www.citeweb.net/palantir/test1.html

Les revenus de rentes et le RRQ

Qu'adviendra-t-il de la situation financière de la personne atteinte de la maladie de Parkinson lorsqu'elle cessera de travailler ? Au Québec, le Régime des rentes du Québec (RRQ) est un régime d'assurance public et obligatoire qui vise à offrir aux travailleurs et aux travailleuses, ainsi qu'à leurs proches, une protection financière de base lors de la retraite, du décès ou en cas d'invalidité. Aussi, selon sa situation, elle pourra bénéficier d'une prestation. Le tableau de la page suivante présente les critères généraux à partir desquels sont effectués les calculs pour chaque catégorie d'âge.

Âge	Type de prestation	Conditions à remplir
Moins de 60 ans	Rente d'invalidité	• avoir cotisé suffisamment au RRQ ; • ne plus pouvoir exercer de façon régulière aucune activité véritablement rémunératrice ; • l'incapacité doit durer indéfiniment. Ce type de prestation donne aussi droit à des rentes pour enfants d'invalide, à la condition qu'ils aient moins de 18 ans (56,65 $ par mois, en 2001). • Minimum : 353,84 $ par mois en 2001. • Maximum : 935,09 $ par mois en 2001.
Entre 60 et 65 ans	Rente d'invalidité	• avoir cotisé suffisamment au RRQ ; • ne plus pouvoir occuper de façon régulière l'emploi rémunéré qui était considéré comme le gagne-pain au moment de la cessation du travail en raison d'invalidité. Ce type de prestation donne aussi droit à des rentes pour enfants d'invalide jusqu'à ce que ceux-ci aient 18 ans (56,65 $ par mois en 2001). Minimum : 353,84 $ par mois en 2001. Maximum : 935,09 $ par mois en 2001.
Entre 60 et 65 ans	Rente de retraite	• Avoir cotisé suffisamment au RRQ ; Maximum 542,50 $ par mois en 2001.
65 ans et plus	Rente de retraite	• Avoir cotisé suffisamment au RRQ ; Maximum 775,00$ par mois en 2001.
	Prestation de décès	Montant unique de 2500$ Ce type de prestation peut donner droit à une rente de conjoint survivant ainsi qu'à une rente d'orphelin (pour les enfants de moins de 18 ans)

La rente d'invalidité se transforme automatiquement en rente de retraite à l'âge de 65 ans.

Pour de plus amples renseignements concernant l'accessibilité à ces prestations, les délais de traitement des demandes, les montants accordés ou la présentation d'une demande, joindre la Régie des rentes aux numéros suivants :

Région de Montréal : (514) 873-5030
Ailleurs au Québec : 1 800 565-7878

Ou visitez le site internet à l'adresse suivante :
www.rrq.gouv.qc.ca

Selon les besoins, les formulaires disponibles seront postés ou des préposés répondront aux questions.

Si la personne en cause a droit à des prestations d'assurance salaire ou d'assurance invalidité d'un organisme privé, comme une compagnie d'assurance ou un autre organisme public, elle doit s'informer auprès de cet organisme pour savoir si le montant qu'elle reçoit sera réduit de celui de la rente d'invalidité de la Régie.

Ressources personnelles et familiales

D epuis plusieurs années, de multiples ressources sont disponibles le jour afin de répondre aux besoins particuliers des personnes atteintes de la maladie de Parkinson et de leurs proches. Les besoins d'exercices, d'information, de soutien et de sécurité figurent parmi les besoins les plus importants.

Pour avoir une liste mise à jour, communiquer avec la Société Parkinson du Québec.

Groupes d'exercices

Il existe, au Québec, un nombre important de groupes d'exercices spécialement conçus pour les personnes vivants avec la maladie de Parkinson. Répertoriés par territoire, ils sont habituellement sous la gouverne de différents centres de jour ou de centres d'hébergement. Les conditions d'admission, les activités offertes et l'horaire varient d'un endroit à l'autre. Une personne responsable de la coordination du groupe peut être contactée de même que la Société Parkinson du Québec.

Société Parkinson du Québec : 1-800-720-1307
ou encore 514-861-4422

ILE DE MONTRÉAL

Ahuntsic
Centre de jour Berthiaume-du-Tremblay,
pavillon Jean-Paul Ramsay,
1635, boul. Gouin Est, Montréal, H2C 1C1
Contact : Mme Ghislaine Bélaire ou Mme Guylaine Déziel
514-381-1841, poste 295
Service offert: groupe d'exercices

160

Anjou, Mercier Est
CHSLD Biermans-Triest,
4900, boul. Lapointe, Montréal, H1K 4W9
Contact : Mme Line Poulin 514-353-1227, poste 5092
Autre contact : Mme Nathalie Roy, infirmière
Service offert: groupe d'exercices

Communauté juive, Jewish community
Centre de jour juif, Jewish nursing home,
5750 Lavoie, Montréal, H3W 3H6
Contact : Mme Frascheska Penino 514-738-4500, poste 8028
Service offert: groupe d'exercices, service bilingue

Dorval, Pointe-Claire, Lachine
Foyer Dorval,
225, de la Présentation, Dorval, H9S 3L7
Contact : Mme Francine Fournier 514-631-9094
Autre contact : Mme Johanne Brien
Service offert: groupe d'exercices, groupe d'entraide,
service bilingue

Hochelaga-Maisoneuve, St Léonard
CHSLD Lucille-Teasdale, Pavillon Eloria Lepage,
3090, de la Pépinière, Montréal, H1M 3N4
Contact : Mme Lucie Meunier 514-252-1710, poste 333
Autre contact : CLSC Olivier-Guimond, 514-255-2365, CLSC
Hochelaga, 514-342-1234
Service offert: n'est pas spécifique au Parkinson, jumelé à un
groupe de disfonction cognitive

LaSalle
Centre de jour CA-CLSC LaSalle,
8686, Centrale, Montréal, H3M 2X7
Contact : M Jocelyn Vinette 514-334-3120, poste 2351
Service offert: service bilingue

Outremont, Côte des Neiges, Côte St-Luc, Ville Mont-Royal
Commings Community Wellness Center for Seniors,
5700, Westbury, Montréal, H3W 3E8
Contact : Mme Elaine Shapiro, directrice programme Maria
514-342-1234, poste 7305

161

Autre contact : Mme Maria Frafapane, poste 7305
Service offert: groupe d'exercices, service bilingue

Outremont, Côte des Neiges, Côte St-Luc, Ville Mont-Royal
Centre Alfred-Desrochers,
5325, av. Victoria, Montréal, H3W 2P2
Contact : M Eric Simard 514-731-3891, poste 4236
Autre contact : Mme Marie Chevalier
Service offert: groupe d'exercices, service psycologique offert

Rivières des Prairies, Montréal-Nord
CLSC Rivières des Prairies,
8655, boul. Perras, Montréal, H1E 4M7
Contact : Mme Caroline Coulombe 514-494-4924, poste 272
Autre contact : Mme Christianne Gagnon
Service offert: groupe d'exercices, groupe d'entraide

Rosemont
Résidence Robert Cliche,
3730, Bellechasse, Montréal, H1X 3E5
Contact : Mme Nancy McDuff 514-374-8660
Service offert: groupe d'exercices, service bilingue

St Léonard, Montréal-Nord, Communauté italophone de Montréal
Centre de jour Dante,
6887, Châtelain, St Léonard, H1T 3X7
Contact : Mme Melissa Russillo 514-252-1535
Service offert: groupe d'exercices

Verdun
CHSLD Champlain, Manoir de Verdun,
5500, boul. LaSalle, Verdun, H4H 1N9
Contact : Mme Sylvie Roberge 514-769-8801, poste 262
Autre contact : M François Hébert poste 243
Service offert: groupe d'exercices, service bilingue

Ville St Laurent
CHSLD, CLSC St Laurent,
1055, Côte-Vertu, St Laurent, H4L 4V2
Contact : Centre de jour, Mme Diane Bourgoin 514-744-4981,
poste 2112
Service offert: groupe d'exercices, service bilingue

Villeray, Parc extension
CHSLD Les Hâvres, Centre de jour,
7400 Saint Michel, Montréal, H2A 2Z8
Contact : Mme Julie Roy 514-270-9271, poste 2175
Service offert: groupe d'exercices

LAVAL

Laval
Centre de jour Idola St-Jean,
250, boul. Cartier, Laval, H7N 5F5
Contact : Mme Mirelle Evans 450-668-7582
Autre contact : Mme Chantal Héli
Service offert: groupe d'exercices, groupe d'entraide

Sainte-Rose
Centre de jour du CLSC Ste-Rose,
280, Roi du Nord, Laval,
Contact : Mme Caroline Thibault 450-622-5147, poste 4316
Service offert: groupe d'exercices

Ste-Dorothée
Centre de jour Ste-Dorothée, CLSC-CHSLD Ruisseau Papineau,
350, Samson, Laval, H7X 1J4
Contact : Mme Louise Lafrerière 450-689-0933, poste 257
Service offert: groupe d'exercices

St-Vincent de Paul, Résidence Lafinière
Centre de jour Fernand Larocque,
5436, boul. Léveque Est, Laval, H7C 1N7
Contact : Mme Jocelyne Hébert 450-661-5440, Poste 111
Service offert: groupe d'exercices

Bertier, St-Gabriel de Brandon
Centre de jour des Ainé(e)s,
1231, rue Dr Olivier Berthier, Saint-Gabriel, G0K 2N0
Contact : Mme Francine Gravel 450-835-1721
Service offert: groupe d'exercices

LAURENTIDES, LANAUDIÈRE

Joliette
Centre de jour Saint-Eusèbe,
585, Boul. Meansseau, Joliette, J6E 3E5
Contact : Mme Julie Rémillard 450-759-8222, poste 2723
Autre contact : Mme Manon Champagne, poste 2723,
450-759-8222
Service offert: non spécifique au Parkinson

Repentigny, Le Gardeur, L'Assomption
CLSC, CHSLD Meilleur,
410, boul. l'Ange Gardien, L'Assomption, O5W 1S7
Contact : Mme Claire Chalifoux 450-589-2101, poste 126
Autre contact : Mme Karine Lessard, poste 127
Service offert: groupe d'exercices

Ste-Agathe, Trois Vallées
Centre hospitalier Laurentien,
21, rue Godon Ouest, Ste-Agathe,
Contact : Mme Annie Vermette et Carole Soucy 819-324-4031
Service offert: groupe d'exercices

St-Eustache, Blainville
CHSLD de la Rive et Mirabel, Centre de jour du Manoir St-
Eustache,
55, Chénier, St-Eustache J7R 4Y8
Contact : Mme Isabelle Plante 450-472-0015, poste 227
Autre contact : Mme Natalie Jutras, 450-472-0015, poste 226, M
Luc Denis poste 226
Service offert: groupe d'exercices

St-Jérôme, MRC Rivière du Nord
Centre d'youville,
531 Laviolette, St-Jérôme, J7Y 2T8
Contact : Mme Josée Ouimet 450-436-3061, poste 27
Autre contact : Réceptionniste 450-436-3061, poste 261
Service offert: groupe d'exercices

MONTÉRÉGIE

Beloeil, St-Bruno
Centre Marguerite Adam,
425, rue Hubert, Beloeil, J4B 1B9
Contact : Mme Valerie Blais 450-536-2080, poste 5012
Autre contact : Mme Lucie Roy
Service offert: groupe d'exercices, groupe d'entraide

Brossard, St-Lambert, Greenfield Park
Centre de jour Champlain,
5050, Place Nogent, Brossard,
Contact : Mme Vicky Bissonnette 450-443-0000, poste 4041
Service offert: groupe d'exercices

Châteauguay, Mercier, St-Isidore
CHSLD Trèfle d'Or,
95, Haute Rivière, Châteauguay, J6K 3P1
Contact : Mme Diane Gosselin 450-692-8231, poste 243
Service offert: groupe d'exercices

Granby, Haute Yamaska
Centre Marie-Berthe Couture,
230, av. des érables, Granby, J2G 9B1
Contact : Mme Chantal Latulippe 450-375-8003
Service offert: groupe d'exercices

LaPrairie, Candiac, Delson
CHSLD Trèfle d'Or,
500, Balmoral, LaPrairie, J5R 4N5
Contact : Mme M-Paul Bouchard 450-659-9148, poste 236
Autre contact : Mme Julie Gagnon
Service offert: groupe d'exercices

MRC des Maskoutains
Centre Andrée Perreault,
1955, rue Pratt, Ste-Hyacinthe, J2S 7W5
Contact : Mme Caroline Boulianne 450-771-4536, poste 319
Service offert: groupe d'exercices

St-Hubert
Centre Henriette Céré,
6435, Chemin Chambly, St-Hubert,
Contact : Mme Lyne Day 450-678-3291
Service offert: groupe d'exercices

St-Rémi, Napierville Hemmingford
CHSLD Trèfle d'Or,
110, rue du collège, St-Rémi, J0L 2L0
Contact : Mme Diane Bourgoin 450-692-8231, poste 243
Service offert: groupe d'exercices

RÉGION DE QUÉBEC

Beauport et région de Québec
Contact : M Roger Robert 418-661-9678
Service offert: groupe d'exercices, groupe d'entraide

Charlesbourg
Centre de jour du Foyer de Charlesbourg,
7150, boul. Cloutier, Charlesbourg, G1H 5V5
Contact : Mme Sylvie Turgeon 418-628-0396
Autre contact : Mme Louise Bernard
Service offert: groupe d'exercices

Ste-Foy
CLSC Hautes villes des rivières,
1720 boul. Père Lelièvre, Québec, G1M 3J6
Contact : 418-688-9212
Service offert: groupe à venir en janvier

CHAUDIÈRE, APPALACHES

MRC Beauce, Sartigan
Centre de jour des CHSLD de Beauce,
11515, 8 eme av., St-Georges, G5Y 1J5
Contact : Mme Yolande Faulkner, Mme Marilyn Saindon
418-228-2021
Service offert: va peut-être débuter au début 2002

166

MRC Chutes de la Chaudière
Foyer Chanoine Audet,
2155, Chemin du Sault, St-Romuald, G6W 2K7
Contact : Mme Nathalie Giguère 418-839-4149
Service offert: groupe d'exercices

BAS SAINT-LAURENT

Amqui/Causapscal/Sayabec
CLSC, La Vallée,
65, boul. Saint-Benoit ouest, Amqui, G5J 2E5
Contact : M Denis Pinard 418-629-2005
Service offert: groupe d'entraide

Amqui/Causapscal/Sayabec
Contact : Mme Hélène Nicole 418-778-5816 à sa résidence
Service offert: groupe d'exercices

La Mitis
CLSC Mont-Joli,
800 avenue Sanatorium, Mont-Joli, G5H 3L6
Contact : Mme Josée Migneault 418-775-7261 , poste 3094
Service offert: groupe d'exercices, groupe d'entraide

Lac au Saumon
Résidence Marie-Anne Ouellet,
6, rue Turbide, Lac au Saumon, G0J 1M0
Contact : Mme Elaine Nicole 418-778-5816, poste 259
Service offert: non spécifique au Parkinson

Rimouski
Centre d'hébergement et de services communautaires de l'estuaire,
135, des Gouverneurs, bur. 101, Rimouski, G5L 7R2
Contact : 418-727-5401
Service offert: groupe d'exercices

CÔTE NORD

Baie Comeau
CDJ Vers l'Age d'Or,
659, boul. Blanche, Baie Comeau, G5C 2B2
Contact : Mme Hélene Lepage 418-589-7423
Service offert: groupe d'exercices, groupe d'entraide

MAURICIE, BOIS FRANC

Cap de la Madeleine, Ste Marthe du Cap, St-Louis de France
Centre de jour Cloutier du Rivage,
80, chemin du Passage, CD 99, Cap de la Madeleine, J8T 7W1
Contact : Mme Ann Bergeron, TRP 819-694-1414
Fax : 819-378-7900, poste 312
Service offert: groupe d'exercices

Drummondville
Centre Frédéric Georges Hériot,
75, rue St-Georges, Drummondville, J2C 4G6
Contact : Mme Diane Bouvette 819-477-0544
Service offert: groupe d'exercices

Plessisville
Centre de jour du CLSC CHSLD de l'Erable,
1331, St-Calixte, Plessisville, G6I 1P4
Contact : M Sylvain Lemay 819-362-6301, poste 272
Autre contact : Mme Brigitte Labonté
Service offert: groupe d'exercices

Shawinigan, Grand Mère, St-Boniface
Centre de jour de la Mauricie,
555, av, de la station, Shawinigan, G9N 1V9
Contact : Mme Marie-Claude Germain 819-536-0071, poste 154
Autre contact : Mme Huguette Beaudoin
Service offert: groupe d'exercices, groupe d'entraide, groupe pour aidants naturels

Trois-Rivières
Centre de jour du CHSLD le Trifluvien,
3450, Ste-Marguerite, Trois-Rivières, G8Z 1X3

Contact : M Gérard Frenette 819-375-7713, poste 233
Service offert: groupe d'exercices

Victoriaville
CHSLD de la MRC d'Arthabaska, 45, av. de l'ermitage,
Victoriaville, G6P 6X4
Contact : Mme Jocelyne Darlington 819-758-7511, poste 2272
Autre contact : Mme Julie Luneau, Mme Isabelle Bergeron
Service offert: groupe d'exercices

ESTRIE

Magog, Rock Island, Mansonville
Centre de jour de Magog,
50, rue St-Patrick Est, Magog, J1Y 3X3
Contact : Mme Sylvie Coté 819-843-3381, poste 2146
Autre contact : Mme Lise Pacient poste 2146
Service offert: non spécifique au Parkinson

Sherbrooke
Foyer Saint-Joseph,
boul. Queen, Sherbrooke,
Contact : M Roger Fortier 819-346-4373
Service offert: groupe d'exercices, groupe d'entraide

OUTAOUAIS

Hull
Résidence de la Pieta,
273, Laurier, Hull
Contact : M Marcel Groulx 819-243-3340
Service offert: exercices et Taï-Chi

St-André Avellin
Centre de jour St-André Avelin,
14, rue St-André, St-André Avellin, J0V 1V0
Contact : Mme Marie-Josée Labelle 819-983-2731, poste 425
Autre contact : Mme Valerie Patoine, Mme Guylaine Caillé
Service offert: groupe d'exercices

ABITIBI

Rouyn-Noranda
Centre de jour Pie XII,
512, Richard, Rouyn-Noranda, J9X 4M1
Contact : Mme Anne Jolicoeur 819-762-2969, poste 226
Service offert: groupe d'exercices

Groupes de soutien traditionnels et virtuels

Il existe, au Québec, plusieurs groupes d'entraide et de soutien pour les gens atteints de la maladie de Parkinson, leur famille et amis. Généralement, un thème est abordé à chaque rencontre et suivi d'un moment de partage avec les participants. Diverses activités de groupe sont aussi organisées lors d'occasions spéciales.

Bjornson-Wagner Support Group (Montréal) :
Carol Fogel, (514) 482-2497

Coaticook :
Rina Auger, (819) 835-9249

Conseil régional Estrie :
Roger Fortier, (819) 346-4373

Conseil régional Bas Saint-Laurent :
Claude Rivard, (418) 756-3290

Conseil régional Mauricie-Centre du Québec :
Jocelyne Gélinas (819) 693-1287

Conseil local Shawinigan :
Gilles Bruneau (819) 537-4645

Conseil régional Ville de Québec :
Anne Simard (418) 663-9401 Roger Robert (418) 661-9678

Conseil régional Outaouais :
Marcel Groulx : (819) 243-3340

Drummondville :
Centre Frédéric-Georges-Hériot, Diane Bouvette, (819) 477-0544

Laval :
Jean-Pierre Fortin, (450) 668-1804

Joliette :
Jean-Claude Bourgeois (450) 756-4838 ou à L'APHPSSJ,
Michel Savignac (450) 759-3322

**Verdun (anglais et français), Dorval (english),
Saint-Rémi de Napierville :**
Marie-Josée Fortin, (514) 766-2010

Dans les régions où il n'y a pas de groupe d'entraide, la Société Parkinson du Québec peut aider à démarrer un nouveau groupe. Il ne faut pas hésiter à rejoindre les responsables.

Il existe aussi une communauté virtuelle (mais composée de vrais membres !) de gens atteints de la maladie de Parkinson ou concernés par le sujet. Entre autres, Parkliste offre, en français, un lieu d'échange et de partage, de soutien et de bon conseil. Pour obtenir plus d'information, il suffit de visiter le site à l'adresse suivante :

http://www.reseauparkinson.org/parkliste

Questions de droit*

Procurations

Par suite de la demande de la personne mandante, une procuration donne le pouvoir à un proche, un ami ou un professionnel qu'elle a elle-même choisi, de la représenter dans

*Tiré du Guide d'information et de références sur l'aphasie, AQPA, 1997.

l'accomplissement d'un acte officiel. L'individu désigné doit accepter cette responsabilité, il devient alors mandataire. Le mandataire a l'obligation d'agir avec honnêteté et dans le meilleur intérêt de la personne et il doit aussi l'informer de ce qu'il fait. Il est impossible pour un individu déjà placé sous un régime de protection de donner une procuration. La personne qui mandate quelqu'un d'agir en son nom conserve par ailleurs tous ses droits et pouvoirs.

La personne aussi bien que le mandataire peuvent à tout moment décider de mettre fin à l'entente. Il y a deux types de mandats ou de procurations : le général et le spécial. Le mandat est général quand il vise toutes les affaires de la personne ; il est spécial quand il vise une affaire en particulier, comme les transactions bancaires. On peut rendre le document incontestable en le faisant valider par un notaire. Ce n'est cependant pas obligatoire et cela peut être assez coûteux.

Mandat en cas d'inaptitude

Il s'agit d'un contrat par lequel une personne donne le mandat à une autre de s'occuper d'elle et de ses biens, non pas dans l'immédiat, mais en cas d'inaptitude. Pour être valable, un mandat doit avoir été fait avant que la personne mandante soit considérée comme inapte, devant un notaire ou deux témoins qui auront apposé leur signature sur le document désigné. Si la personne devient inapte, le mandat devra être validé devant le protonotaire ou la cour. Les procédures inhérentes à ces démarches ne sont gratuites. Un modèle de mandat est cependant disponible à peu de frais auprès des Publications du Québec ou dans certaines librairies :

Publications du Québec 1-800-463-2100

Qui évalue l'inaptitude ?
Il est difficile d'évaluer à quel moment précis une personne n'est plus en mesure de porter des jugements éclairés sur la

172

gestion de ses biens et l'état de sa personne. C'est le tribunal qui prend la décision en se basant sur une évaluation médicale et psychosociale.

Régimes de protection juridique

L'objectif des régimes de protection est de permettre à tous les majeurs plus ou moins inaptes de prendre soin d'eux-mêmes, d'administrer leurs biens ou d'avoir recours à un régime approprié en fonction de leur inaptitude. La demande doit être faite auprès du protonotaire ou du juge de la Cour supérieure de son district. La personne en cause, sa conjointe ou son conjoint, un proche parent, un ami ou toute autre personne qui démontre un intérêt particulier envers cette personne peut demander l'ouverture d'un régime de protection. Un rapport de la situation devra être présenté et une évaluation médicale et psychosociale sera nécessaire. Le tribunal statuera sur la pertinence d'établir un régime de protection ; le cas échéant, il se prononcera aussi sur le genre de protection. Si la personne avait déjà signifié ses volontés dans un mandat, en prévision de son inaptitude (voir plus haut), le tribunal prendra en considération les volontés exprimées. Il existe trois types de régimes de protection juridique.

Types de régime	Pour qui ?
Conseiller au majeur	Une personne apte, qui a un besoin temporaire ou permanent d'être aidée ou conseillée.
Tutelle	Une personne dont l'inaptitude est temporaire ou partielle.
Curatelle	Une personne dont l'inaptitude est totale et permanente. Dans ce cas, elle perd ses droits civils.

Tableau 6

173

Il est important de savoir qu'une personne sous régime de protection conserve le droit de demander la fin ou la modification de son régime. Elle peut aussi exiger le remplacement de sa ou son mandataire. Un individu placé sous régime de protection a le droit de consulter et de copier les dossiers qui le concernent, y compris ceux se rapportant à l'évaluation de son inaptitude.

En fait, toutes les personnes qui peuvent demander l'ouverture d'un régime peuvent aussi en demander la fin ou la révision en reprenant les mêmes démarches qu'à l'ouverture. Si aucune demande n'est faite en ce sens, le régime devrait être réévalué au moins tous les trois ans dans le cas de la tutelle ou du conseil, et à tous les cinq ans dans le cas de la curatelle.

Rôle du Curateur public

Il a pour charge :

- de veiller à la gestion des biens de la personne inapte, d'assurer sa protection et l'exercice de ses droits civils ;

- de surveiller et d'assister les tuteurs et curateurs privés et de demander la substitution du tuteur ou du curateur lorsque la personne inapte subit un préjudice ;

- de remplir des charges de tuteur ou curateur lorsqu'elles lui sont confiées par le tribunal ou en attendant qu'une personne soit nommée. Dans ce cas, il recherchera quelqu'un pour le remplacer en convoquant une assemblée de parents ou d'amis ; il peut aussi assister une personne qui souhaite devenir tuteur ou curateur dans ses démarches.

Le Curateur public peut consulter tous les dossiers des personnes inaptes, même celles qui sont placées en centre privé, et ce, à tout moment jugé urgent. Il y a des frais à débourser pour l'ouverture du régime et la gestion des biens, le cas échéant. Les travailleurs sociaux des divers établissements peuvent fournir des informations et des conseils sur les régimes de protection. On peut aussi obtenir des informations auprès du Curateur public à l'adresse suivante :

Curateur public
Tour de la Bourse, C.P. 51
800 Place Victoria
Montréal, H4Z 1J6
514-873-4074
1-800-363-9020

Testament

Il existe plusieurs types de testaments : le testament notarié, le testament devant témoins et le testament olographe.

Le testament	
notarié	Il est fait devant notaire et est enregistré. Les coûts peuvent être élevés. Il est considéré comme authentique et est difficile à contester devant les tribunaux.
devant témoins	La personne peut le rédiger elle-même à la main ou par un moyen technique ou le faire rédiger par un tiers. Il doit obligatoirement être signé par deux témoins majeurs. S'il a été rédigé à l'aide d'un moyen technique, la personne et les témoins doivent apposer leurs initiales ou signatures sur chaque page du document. Il est important d'aviser ses proches de l'existence du document ou de le confier à un avocat ou à un notaire.
olographe	Il est obligatoirement rédigé à la main et signé par la personne. Il est possible de le déposer chez un notaire ou un avocat.

Tableau 7

Il est important d'aviser ses proches de l'existence d'un testament. Dans le cas d'un testament devant témoins ou d'un testament olographe, l'homologation de la cour n'est plus obligatoire, mais la validité de ces documents est plus facilement contestable devant les tribunaux.

Services d'aide juridique

Il est possible d'obtenir gratuitement des informations légales et des services d'avocat ou de notaire lorsque sa situation financière est limitée. L'admissibilité à l'aide juridique sera déterminée en fonction de la situation familiale de la personne concernée et de ses revenus, ce qui inclus les actifs et les liquidités. Le choix du professionnel qui la représentera lui revient.

Pour plus de renseignements sur cette forme d'aide :

- consulter l'annuaire téléphonique et chercher les mots « aide juridique » dans la section Gouvernement du Québec.

- ou s'adresser directement à la Commission des services juridique en composant le numéro 514-873-3562 ou en visitant son site Internet à l'adresse suivante : www.csj.qc.ca

En cas de besoin, pour obtenir les services professionnels d'un avocat, s'adresser au Barreau du Québec. C'est par l'intermédiaire de l'Ordre que la personne qui en fait la demande sera référée à un professionnel.

Montréal : (514) 866-2490
Québec : (418) 529-0301
Laval : (450) 686-2958

176

Il en va de même pour la consultation d'un notaire : s'adresser à la Chambre des notaires du Québec, qui prendra la responsabilité de référer toute demande à un notaire :

Montréal: (514) 879-1793 ou 1-800-263-1793

Services de sécurité

Il existe plusieurs services de sécurité sur le marché proposant un service de réponse personnelle à domicile. Afin de rendre ce service le plus convivial possible, les entreprises offrent, soit un bracelet, soit un pendentif, à porter sur soi en tout temps, auquel est relié un bouton d'alarme. Lorsqu'une situation d'urgence se produit, il s'agit d'appuyer sur le bouton. À partir de ce moment, le personnel de l'entreprise en question téléphonera immédiate-ment à un voisin ou à un membre de la famille qui a accepté de s'occuper de la sécurité de leur client lorsqu'un appel d'urgence est placé. S'il n'y a pas de réponse à l'autre bout du fil, le personnel de l'entreprise composera le 911 et enverra immédiate-ment du secours. Les frais mensuels de cette assistance s'élèvent à environ 40 $, mais cette somme ne comprend pas les frais d'installation du service. Pour faire appel à ces entreprises, consulter la rubrique « Alarmes-Aide médicale » des pages jaunes.

Bénévolat et implication

Pour obtenir le numéro de téléphone du « centre d'action bénévole » situé le plus près de chez soi, il suffit de s'adresser à la Fédération des centres d'action bénévole du Québec. Que ce soit pour demander des services ou en offrir, on peut joindre l'organisme au 514-843-6312 ou au 1-800-715-7515

Minuteries et alarmes

On peut aussi se procurer dans le commerce des minuteries conçues spécialement pour rappeler le moment de la prise de médicaments. Les pharmacies offrent toute une gamme de ces appareils à des prix variés. Certaines en effectuent même la programmation. Il importe de choisir des modèles dont les rappels sont échelonnés sur 24 heures. Les montres avec plusieurs sonneries sont parfois suffisantes.

Ressources
ailleurs au Canada

Bureau national de la Société Parkinson Canada
(416) 227-9700 / Sans frais : 1 800 565-3000

B.C. Parkinson's Disease Association
(604) 662-3240 / Sans frais (C-B seulement) : 1 800 668-3330

Victoria Epilepsy and Parkinson's Centre Society
(250) 475-6677

The Parkinson's Society of Alberta
(780) 482-8993 / Sans frais: 1 888 873-9801

The Parkinson's Society of Southern Alberta
(403) 243-9901 / Sans frais (Alberta seulement): 1 800 561-1911

Saskatchewan Parkinson's Disease Foundation
(306) 966-8160

SPC. Région du Manitoba   (204) 786-2637

SPC. Région du Centre et du Nord de l'Ontario
(416) 227-9700 / Sans frais : 1 800 565-3000

SPC. Région du sud-ouest de l'Ontario
(519) 652-9437
Sans frais (Ontario seulement) : 1 888 851-7376

Parkinson's Society of Ottawa-Carleton
(613) 722-9238

SPC. Région des Maritimes (902) 422-3656
Sans frais (N.-É., N.-B. et I.-P.-É.) : 1 800 663-2468

SPC. Région de Terre-Neuve/du Labrador (709) 754-4428
Sans frais (T.-N./Labrador) : 1 800 567-7020

Ressources en France, Belgique et Suisse

France

Association France Parkinson
37 bis, rue La Fontaine
75016 Paris
France
Téléphone: 01 45 20 22 20
Courriel: France-Parkinson@wanadoo.fr

Belgique

Association Parkinson asbl
rue Champ des Alouettes 70a
B-4557 Fraiture-en-Condroz
Belgique
Téléphone: 32(0) 85 51 91 09
Courriel: ass.parkinson.francophone@wanadoo.be

Suisse

Association Suisse de la maladie de Parkinson (ASMP)
gewerbestrasse 12a
case postale 123
8132 egg
Suisse
Téléphone: 01 984 01 69
Courriel: info@parkinson.ch

Conclusion

Un travail d'équipe

*L*e guide *InfoParkinson* est l'œuvre d'une équipe dévouée, professionnelle et surtout déterminée, car le travail de rédaction représente plusieurs centaines d'heures de travail. Ce qui ajoute à cette réalisation extraordinaire, c'est que tout ce temps a été investi généreusement et bénévolement. C'est donc en votre nom et au nom de tous ceux et celles qui utiliseront ce guide, appréciable à plus d'un point de vue, que je remercie très sincèrement toutes ces collaboratrices et ces collaborateurs.

Par ailleurs, quelques personnes ont joué un rôle déterminant dans cette œuvre collective en faisant preuve d'un leadership remarquable et d'un dynamisme communicatif. Je veux donc souligner ici la contribution exceptionnelle de l'équipe de direction qui a été formée pour mener à bien ce projet : son chef de file, le Dr Sylvain Chouinard, et ses collaboratrices, Line Beaudet, Manon Desjardins et Mélanie Doyle.

La Société Parkinson du Québec a comme objectifs, entre autres, d'informer, d'appuyer et de soutenir les personnes atteintes de la maladie de Parkinson et leur entourage. *Le guide InfoParkinson* est un grand pas dans cette direction, car c'est un outil d'information qui a été longuement réfléchi, auquel des dizaines de personnes ont contribué en partageant généreusement les fruits de leur compétence ou de leur expérience.

C'est à ce genre d'accomplissement que vous, amis et bénévoles, acceptez de contribuer généreusement lorsque vous soutenez la Société Parkinson du Québec par vos dons, votre temps donné généreusement ou toute action accomplie avec cœur. En croyant à la Société Parkinson du Québec, vous avez rendu possible ce guide. En continuant d'y croire, vous raccourcirez le délai qui nous sépare d'une solution définitive à cette maladie. Grand merci à chacune et à chacun de vous !

Stéphane Bordeleau
Directeur général

Glossaire

Acetylcholine : substance chimique du cerveau impliqué notamment dans le tremblement.

Adjuvant : traitement dont le but est de renforcer ou de compléter le traitement principal.

Agoniste : médicament qui agit en mimant l'action d'une autre substance.

Akinésie : absence complète ou partielle de mouvement.

Anticholinergique : médicament bloquant l'action de l'acetylcholine sur les cellules nerveuses.

Antioxydant : agent prévenant la formation de produits toxiques au niveau du cerveau.

Aphasie : trouble du langage au niveau de l'expression ou de la compréhension.

Bradykinésie : ralentissement des mouvements.

Cogwheeling : tremblement ressenti dans un membre lorsque celui-ci est manipulé par un examinateur.

Cortex : portion du cerveau qui entoure la partie centrale.

Démence : diminution progressive des facultés cognitives.

Dopamine : messager chimique du cerveau qui assure des mouvements fluides, coordonnés ainsi que d'autres fonctions cognitives.

Dysarthrie : trouble de l'élocution lié à une atteinte neurologique.

Dyskinésie : mouvements involontaires et incontrôlables qui surviennent après plusieurs années de traitement à la lévodopa. Ces mouvements peuvent être comme des secousses ou peuvent ressembler à une danse, un roulis. Ils sont distincts des tremblements rythmiques associés à la MP.

Dysphagie : difficulté à avaler.

Dystonie : posture musculaire anormale d'une main, d'un pied ou d'une autre partie du corps. Peut être douloureuse.

Enzyme : substance qui accélère une réaction chimique mais qui n'est pas consommée dans celle-ci.

Festination : marche à petits pas précipités.

Freezing : phénomène de blocage des pieds.

Formulation moléculaire : type de molécules utilisées pour composer un produit pharmaceutique.

Hypokinésie : diminution du nombre de mouvement.

Idiopathique : dont la cause n'est pas connue.

Leucotome : appareil servant à effectuer les résections lors de certaines interventions chirurgicales.

Lévodopa : précurseur de la dopamine. Utilisé dans le traitement de la MP pour compenser le manque de dopamine.

Micrographie : écriture plus petite.

Monothérapie : traitement médicamenteux ne comprenant qu'un seul médicament.

184

MP : maladie de Parkinson.

Neurone : cellule nerveuse.

Neuroprotecteur : empêche ou ralenti la mort des neurones en offrant une protection.

Neurotransmetteur : substance chimique permettant la communication dans le cerveau.

Noyaux sous-thalamiques : structures du cerveau servant de cible lors de traitements chirurgicaux dans la MP.

Œdème : enflure

Parkinsonisme : ensemble de manifestations caractéristiques de la MP ; tremblement, raideur, lenteur, trouble de l'équilibre. Plusieurs autres maladies et médicaments peuvent occasionner ce type de symptômes.

Pallidium : région du cerveau.

Pallidotomie : ablation chirurgicale d'une partie du pallidium.

Phénomène On-Off : perte soudaine de l'efficacité de la lévodopa après une période de fonctionnement. Phénomène qui peut être cyclique.

Placebo : substance inactive qui remplace un médicament.

Préclinique : avant le diagnostique.

Proprioception : sens du positionnement dans l'espace.

Rigidité : augmentation du tonus musculaire qui se manifeste par une résistance lors de mouvements passifs d'un membre.

Striatum : région du cerveau impliquée dans le contrôle des mouvements.

Substance noire (subtancia nigra) : petite région du cerveau produisant la dopamine. Cette région perd des cellules nerveuses dans la MP.

Symptôme : phénomène associé à la présence de la maladie.

Système vestibulaire : système de l'oreille responsable des réflexes de l'équilibre.

Tératogène : qui produit des malformations congénitales.

Thalamus : région du cerveau profond servant de cible lors des traitements chirurgicaux dans la MP.

Thalamotomie : ablation chirurgicale d'une partie du thalamus.

Index